AF450681

MÉMOIRE

SUR

LES MALADIES

INFLAMMATOIRES,

INDIQUANT LES APPLICATIONS DE

LA MÉTHODE ANTI-PHLOGISTIQUE,

POUR LE TRAITEMENT DES

MALADIES DE LA POITRINE

ET DE L'ABDOMEN,

TELLES QUE RHUME OU CATARRHE PULMONAIRE, PLEURÉSIE, PÉRIP-
NEUMONIE, OU FLUXION DE POITRINE, ASTHME, COQUELUCHE,
CROUP, HÉMOPTYSIE, OU CRACHEMENT DE SANG, PHTHISIE PULMO-
NAIRE, ESQUINANCIE, GASTRITE, ENTÉRITE, DYSENTERIE, ETC.

Par A. F. OLLIVIER,

Docteur en Médecine de la Faculté de Paris, ancien Professeur particulier d'anatomie et chirurgie, Médecin et Chirurgien d'Etablissemens de Bienfaisance,
anciennement chargé en chef du service médical et chirurgical de plusieurs
hôpitaux militaires.

Ut alimenta sanis corporibus agricultura,
sic sanitatem ægris medicina promittit.

CELSUS, de re medicâ.

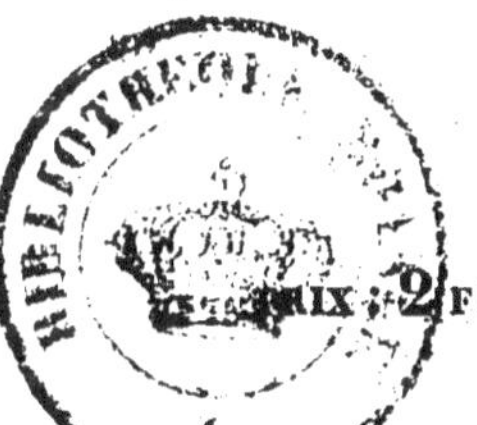

PRIX : 2 FR. ET 2 FR. 50 C. FRANC DE PORT.

PARIS,

CHEZ
GOSSELIN, libraire, Galerie d'Orléans, au Palais-Royal;
BRIANT, Pharmacien, rue Saint-Denis, n°. 154;
L'AUTEUR, Médecin consultant, rue des Prouvaires,
n° 10.

DE L'IMPRIMERIE DE J.-S. CORDIER,

RUE THÉVENOT, N°. 8.

1834.

ERRATA.

Page 6, ligne 4, au lieu de : *méditation* ; lisez : *médication.*

Même page, ligne 25, au lieu de : *en tenue* ; lisez : *entretenue.*

Page 9, ligne 9, au lieu de : *la sthétoscope* ; lisez : *le sthétoscope.*

Page 24, ligne 16 ; au lieu de : *si on couche* ; lisez : *si on se couche.*

Page 32, ligne 1re., au lieu de : *devient un foyer* ; lisez : *deviennent des foyers.*

Page 36, ligne 33, au lieu de : *Fourbloy* ; lisez : *Fourcroy.*

Page 49, ligne 22, au lieu de : *certainement époque* ; lisez : *certaine époque.*

Page 55, ligne 11, au lieu de : *nombreuses et enflammées* ; lisez : *nombreux et enflammés.*

Page 62 : *cholera qui désole maintenant la Russie.* Cet anachronisme dépend de ce que l'impression de cette feuille a précédé de trois ans sa publication.

Page 67, lignes 3 et 4, au lieu de : *produit* ; lisez : *produite.*

Même page, ligne 34, au lieu de : *gastrique* ; lisez : *gastrites.*

AVIS IMPORTANT.

Les suffrages que le Docteur OLLIVIER a obtenus, il y a douze ans, du conseil de santé des armées et du gouvernement, pour son Traité du *Typhus traumatique*, étaient déjà un titre à la confiance publique. Il vient d'en acquérir un non moins flatteur, par l'approbation officielle qu'a reçu le perfectionnement qu'il a introduit dans le traitement des maladies syphilitiques, au moyen de l'administration de ses *Biscuits dépuratifs dulcifiés.*

Après quatre ans d'épreuves chimiques et médicales couronnées de succès, ces Biscuits ont été approuvés par la commission des remèdes secrets, qui a voté à leur auteur une récompense de 24,000 francs, et par l'Académie royale de Médecine, qui lui en a accordé 6,000.

Le Mémoire sur cette méthode se trouve dans une des principales pharmacies de chaque chef-lieu de département et des autres villes populeuses de France, (prix 2 fr.) Le prospectus s'y délivre gratuitement. (Voir pour plus de détails, le premier feuillet de cette brochure.)

Toutes les lettres non affranchies sont refusées.

PRÉFACE.

Les découvertes modernes sur la fréquence des maladies inflammatoires, sur la nécessité de calmer de l'irritation (excès d'incitation) qui y joue un rôle, sinon exclusif, au moins toujours important, ont poussé les esprits vers la recherche des moyens anti-phlogistiques les plus convenables.

Partageant cette impulsion, M. BRIANT, pharmacien à Paris, a composé un *Sirop anti-phlogistique*, qui a obtenu l'approbation officielle des illustres chimistes VAUQUELIN, THÉNARD, GAY-LUSSAC et ARAGO.

M. BRIANT en a également soumis la formule à divers médecins, professeurs de la Faculté de médecine de Paris, membres de l'Académie royale de médecine, médecins des hôpitaux, etc., qui lui ont accordé leurs honorables suffrages (1).

Il y a déjà quelques années que M. BRIANT nous a fait connaître la composition de son Sirop. Tout récemment il nous a sollicité de publier un Mémoire sur les maladies inflammatoires et d'indiquer les cas où l'usage de ce remède convient particulièrement. Nous l'avons écrit dans un style également éloigné de la trivialité de quelques ouvrages populaires et de l'obscurité des productions exclusivement scientifiques. En le publiant, nous n'avons pas la prétention de dispenser les malades d'appeler un médecin. Si nous essayons de les familiariser avec une partie de leurs maux, notre but est de leur faciliter les moyens de lui rendre plus exactement compte de leur situation. Nous désirons en outre répandre quelques lumières sur l'administration d'une préparation que des médecins distingués ont approuvée. Sans doute, tous ceux auxquels la matière médicale est familière, peuvent formuler des prescriptions magistrales, plus ou moins compliquées, qui atteignent le même but; mais ils préfèrent souvent recourir

---

(1) Voyez à la fin de cet ouvrage, les attestations de MM. les Professeurs FOUQUIER, GUERSENT, ASSELIN, etc.

à des préparations officinales que l'expérience de leurs confrères a accréditées.

Loin d'avoir exagéré les propriétés du Sirop anti-phlogistique, nous avons scrupuleusement indiqué les circonstances où il faut lui adjoindre les autres secours de la médecine ; nous n'avons pas généralisé son emploi autant que nous l'eussions pu faire en adoptant, sans restriction, les préceptes de la doctrine de l'irritation ; nous avons, au contraire, conseillé des remèdes d'une autre nature là où il nous est démontré que cette doctrine est trop exclusive ; conservant ainsi, comme dans nos autres écrits, l'esprit d'indépendance caractéristique de tout médecin qui examine, juge par lui-même, et n'adopte pas servilement les opinions d'autrui ; prouvant, d'ailleurs, qu'on peut préconiser une préparation spéciale sans omettre aucun conseil qui ne soit strictement dicté par les intérêts de la science et de l'humanité.

Nous croyons ne pouvoir traiter avantageusement notre sujet sans le faire précéder d'une notice historique succincte sur l'origine, les phases et les métamorphoses de la doctrine qui fixe depuis plusieurs années l'attention du monde médical.

Les médecins méthodistes qui florissaient à Rome dans le siècle d'Auguste, *Thémison*, en particulier, attribuaient toutes les maladies au *resserrement*, au *relâchement* ou au mélange de ces vices. *Brown*, célèbre médecin écossais a reproduit en d'autres termes la même idée, en les considérant comme dépendantes de la *sthénie* (incitation immodérée) ou de l'*asthénie* (incitation trop faible). Le savant *Pinel*, tout en critiquant Brown, a renouvelé sa doctrine et surtout celle de Thémison, en admettant des maladies *actives* et *passives* (voyez son chapitre des *Hémorragies*), et une *fièvre adynamique* (par défaut de forces), qui peut exister seule ou compliquer les inflammations, maladies caractérisées par un excès de forces vitales. Il a, de plus, associé à cette doctrine celle des animistes sur la *force médicatrice de la nature*. Le système d'Hoffmann et de Cullen, sur le *spasme* et l'*atonie*, a la plus grande analogie avec celui de Thémison, fondé sur le *strictum* et le *laxum*. Le *contre-stimulisme*, de l'école italienne, n'est qu'une modification du système écossais, puisque ses adeptes divisent les maladies en celles qui dépendent d'un *excès* et celles qui sont le résultat d'un *défaut de stimulus*.

Enfin, dans ces derniers temps, un médecin français, *homme de génie*, le professeur *Broussais*, a reproduit la doctrine de Brown, en en prenant toutefois le contre-pied, c'est-à-dire en considérant comme occasionnées par un *excès d'excitation* qu'il a nommé *irritation*, l'immense majorité des maladies que Brown regardait au contraire comme dépendantes de la *faiblesse directe* ou *indirecte*.

Le professeur Broussais, ne se bornant pas aux conceptions spéculatives, mais se livrant à de laborieuses recherches sur les restes de la vie, a prouvé que des inflammations locales existaient dans une classe nombreuse de maladies aiguës, les *fièvres*, et dans beaucoup d'affections chroniques, où la plupart des médecins ne les soupçonnaient pas; vérités qu'avaient déjà mis au jour, mais avec moins d'évidence, les *Sénac*, les *Pujol*, les *Prost*, les *Rasori*, les *Tommasini*, etc. (1).

M. Broussais a donc puissamment contribué, par ses travaux anatomiques, à l'avancement de la *connaissance matérielle* des maladies; mais si, sous ce rapport, il en a perfectionné la cure, en admettant avec les anciens méthodistes, les Browniens et les contre-stimulistes, que la connaissance des causes n'est point utile au traitement (2), qu'il n'existe point de maladies spécifiques, que les maladies ne diffèrent que par le degré de l'incitation, lui et ses sectateurs exclusifs ont presque restreint la thérapeutique au précepte d'appaiser l'irritation qui, selon eux, constitue la presque universalité

---

(1) Il n'existe pas une seule maladie, soit aiguë ou chronique et surtout fébrile, qui ne soit dépendante d'un état inflammatoire quelconque. Trad. française de *Tommasini*.

(2) *Methodici contendunt nullius causæ notitiam quicquam ad curationes pertinere* : SATISQUE QUÆDAM COMMUNIA *morborum intueri.* CELSUS *de re medicâ.*

des maladies, c'est-à-dire que n'ayant, comme les Browniens de toutes les nuances, qu'un seul but, celui de rame-
ner l'incitation à son degré naturel, ils n'ont, comme eux,
admis qu'une à deux indications générales ou communes (1),
et ont négligé l'importante considération du caractère spécial
et des causes particulières des maladies qui doivent beaucoup
modifier leur traitement (2): de là les erreurs capitales qu'ils
ont commises dans la cure des maladies produites par des
virus ou autres causes spécifiques dont beaucoup occasionnent des altérations des fluides qu'ils ont méconnues (3).
Nous espérons avoir évité ces écucils.

Nous avons d'abord cherché, par une marche simple,
à familiariser nos lecteurs avec l'inflammation et les propriétés des remèdes dits *anti-phlogistiques*; nous nous sommes
progressivement livrés à des considérations plus élevées,
et avons laissé échapper quelques idées personnelles qui,
jointes à celles qu'il y a 12 ans nous avons émises dans notre
traité du typhus traumatique, justifieraient la nécessité de
modifier notablement les bases de la nouvelle philosophie
médicale. Nous nous proposons de les développer un jour
plus complétement, si cette esquisse est favorablement ac-
cueillie du public.

---

(1) La plus ordinaire, selon Brown, est *d'augmenter l'incitation*;
selon M. Broussais, de la *diminuer*; selon Pinel, il faut *affaiblir* dans
l'inflammation, *fortifier* dans l'adynamie; et lorsqu'il y a complication d'inflammation et d'adynamie; c'est-à-dire de force et de faiblesse (contradiction étrangère à Brown et à M. Broussais), il faut
combattre le mal prédominant, conception qu'on eût moins admirée,
si on se fût assuré qu'elle était empruntée, mot pour mot, à THÉMISON.
*Si corpus adstrictum est, digerendum esse; si profluvio laborat, conti-
nendum; si mistum vitium habet, occurendum subindè vehementiori
malo.* CELSE.

(2) *Et causæ quoque estimatio sœpè morbum solvit.* CELSE.

(3) Voyez la note de la page 59.

ESQUISSE

SUR

LES MALADIES

INFLAMMATOIRES

ET SUR LES REMÈDES ANTI-PHLOGISTIQUES.

DES REMÈDES ANTI-PHLOGISTIQUES.

Les *remèdes anti-phlogistiques* sont ainsi nommés à cause de leur grande efficacité contre les *maladies phlogistiques* ou *inflammatoires* ; dénominations diverses qui sont synonymes : en effet, inflammation, INFLAMMATIO, dérive du verbe *inflammare*, enflammer, mettre en feu ou en combustion, et *phlogistique* d'un mot grec signifiant *je brûle*. Ce nom a été donné par l'illustre médecin-chimiste *Stahl* à la matière ou au principe du feu. C'est d'après cette étymologie que le célèbre nosologiste *Sauvages*, dans sa classification des maladies, d'après leurs causes, a constitué une classe entière d'affections qu'il a désignées sous le nom de *Morbi phlogistici*, MALADIES PHLOGISTIQUES, désignées également, d'après la même étymologie, sous le nom de *Phlegmasies*.

Les *remèdes anti-phlogistiques* sont donc les mêmes que les *remèdes anti-phlegmasiques*, ou contre l'inflammation. Les médecins les ont quelquefois désignés sous le nom d'*émolliens*, parce qu'ils amollissent les parties durcies par l'inflammation ; d'*adoucissans*, parce qu'ils calment l'irritation qui l'occasionne ; de *rafraîchissans*, parce qu'ils appaisent le sentiment de chaleur qui accompagne les maladies inflammatoires, enfin, d'*atoniques*, d'*asthéniques* ou de *contre - stimulans* ;

parce qu'ils diminuent l'excès de ton , de force vitale ou de *stimulus* qui existe habituellement dans les parties qui sont siége de l'inflammation.

Pour bien apprécier les circonstances qui réclament l'emploi des *moyens anti-phlogistiques*, il faut connaître les principaux phénomènes de l'inflammation.

DE L'INFLAMMATION.

Son nom, qui exprime l'idée de feu et de flamme, vient autant du sentiment de chaleur qu'elle occasionne dans la partie enflammée, que de ce que l'on a comparé ses effets à ceux qu'on éprouve lorsqu'on s'approche de très près d'un foyer ardent.

La *chaleur*, la *rougeur*, la *douleur*, et une *tumeur*, c'est-à-dire, le gonflement de la partie malade sont les quatre principaux phénomènes de l'inflammation dans la plupart des parties où elle se développe. Il est très-facile de les observer à l'extérieur du corps, lorsque, par exemple, la peau ou les yeux en sont le siége.

L'inflammation consiste dans l'accroissement de l'action vasculaire d'une partie; c'est une espèce de *fièvre locale* (fièvre , *febris* de *fervor*, chaleur). Quand elle est violente, très-étendue, ou qu'elle occupe un organe important à la vie, elle est ordinairement accompagnée de *fièvre générale*. Celle-ci est signalée par la fréquence et la force, quelquefois cependant par la petitesse des battemens du pouls, qui correspondent aux mêmes modifications des contractions du cœur, par la chaleur de tout le corps, la sécheresse de la peau, alternant avec des sueurs abondantes, par la soif, la perte de l'appétit, la coloration ordinairement plus forte des urines, qui deviennent sédimenteuses, par un mal-aise général, avec avec sentiment de fatigue, et par le trouble des fonctions de tous les organes, mais surtout de celui qui est enflammé. |

L'inflammation est *aiguë* lorsque ses phénomènes sont très-prononcés, et qu'elle parcoure ses périodes en quelques jours, en une, deux, trois ou quatre semaines. Elle est *chronique* lorsqu'elle se prolonge davantage, et que ses symptômes sont peu évidens.

Les causes les plus fréquentes de l'inflammation sont : l'irritation d'une partie quelconque par des lésions mécaniques, chimiques, etc., comme contusions, piqûres, coupures, déchiremens, brulûres, application de corrosifs. D'autrefois, cette irritation semble dépendre de l'abondance extrême du sang, et surtout de ses élémens fibrineux, de l'abus des spiritueux, d'un refroidissement subit quand on est en sueur, de l'introduction de quelque venin, tel que celui de la vipère, ou de virus animaux, tels que ceux qui occasionnent la petite vérole, la rougeole, la syphilis, la gale, le charbon, la rage, etc., de miasmes putrides comme dans les typhus.

La cause de l'inflammation échappe souvent à la sagacité des médecins les plus judicieux.

Lorsque l'inflammation disparaît progressivement, on dit qu'elle se termine par *résolution ;* cesse-t-elle brusquement pour se porter ailleurs? c'est la *métastase.* Très-souvent la partie enflammée fournit un liquide qu'on nomme *pus ;* c'est-à-dire, qu'il y a *suppuration ;* d'autre fois elle perd son extrême chaleur, n'est presque plus douloureuse, mais reste engorgée, et dure; cela caractérise l'*induration*, si fréquente quand la maladie devient chronique; on la nomme vulgairement *obstruction*, lorsque l'engorgement existe dans le ventre. Dans les cas les plus graves la *gangrène*, c'est-à-dire, la destruction, la mort de la partie enflammée est la dernière phase de la maladie; issue nécessairement funeste si cette gangrène attaque un organe intérieur, essentiel à la vie.

Traitement de l'Inflammation.

Non seulement on a opposé à l'inflammation les moyens anti-phlogistiques proprement dits, mais d'autres remèdes, tels que les astringens ou *répercussifs* qui sont surtout applicables aux inflammations externes, les *dérivatifs* et *révulsifs* destinés à soutirer et diriger vers une autre partie la fluxion sanguine. Ce genre de remèdes comprend les *vomitifs*, les *purgatifs*, les *sudorifiques*, les *diurétiques*, les *rubéfians*, les *vésicans*, etc. Il faut toute la sagacité d'un médecin profondément expérimenté pour faire l'application de ces méthodes.

La *méthode anti-phlogistique* est d'un usage et plus facile et plus général; elle ne comprend pas seulement les remèdes anti-phlogistiques qui se prennent à l'intérieur, mais une série d'autres moyens propres à appaiser l'extrême intensité de l'irritation.

Nous mettons en première ligne la diète qui peut être absolue (privation complète des alimens), si l'inflammation est violente, et surtout si elle occupe l'estomac et les intestins; viennent ensuite la saignée, par la lancette, des veines du bras, quelquefois du pied ou du col, qu'il ne faut pas négliger, et qu'on doit même réitérer dans les inflammations aiguës du cerveau, du cœur, des poumons et des entrailles; l'application des sangsues, surtout près des parties enflammées, qui soulage souvent avec promptitude. On les multiplie en raison de l'âge, de la force du malade, de la violence de l'inflammation; et on les combine souvent avec la saignée du bras.

Un moyen très-utile pour toutes les inflammations externes, consiste dans l'usage des émolliens locaux, en bains, fomentations ou compresses imbibées, et surtout en cataplasmes faits avec la farine de lin, la mie de pain, le lait, la décoction de racine de guimauve, etc.

Un point important à observer dans le traitement, est le repos complet de la partie enflammée; est-ce l'œil? le malade ne doit ni lire, ni écrire, etc.; le pied, la jambe? il doit être couché; la poitrine? il doit peu parler, ne pas chanter, ni jouer d'instrumens à vent, etc.

On combine un plus ou moins grand nombre des moyens anti-phlogistiques ci-dessus indiqués, selon la violence de l'inflammation et l'importance de l'organe enflammé; mais que l'inflammation soit faible ou forte, qu'elle attaque l'un ou l'autre sexe, des enfans ou des adultes, des individus bilieux, sanguins, lymphatiques ou nerveux, on doit toujours insister sur l'usage intérieur des boissons anti-phlogistiques. Elles diminuent la chaleur fébrile; la soif, la fréquence du pouls, concourent à appaiser les douleurs inflammatoires, rendent le sang plus fluide, facilitent les crises naturelles et servent souvent de moyen préparatoire à l'emploi de remèdes plus actifs. Il n'est peut-être pas inutile d'étayer notre opinion sur ce genre de remèdes de celle de quelques praticiens célèbres. « Voici celle de M. le professeur *Chomel.*

» Sous l'emploi bien dirigé des moyens auxquels on a
» donné le nom d'*anti-phlogistiques*, on voit les inflammations
» franches, et particulièrement celles qui sont dues à des
» causes externes, marcher vers une terminaison heureuse,
» dans les cas où, abandonnées à elles-mêmes, elles se se-
» raient très-probablement terminées d'une manière fâ-
» cheuse; quelquefois même ces inflammations sont comme
» arrêtées au milieu même de leur accroissement, et enle-
» vées comme par enchantement, à l'aide d'un traitement
» énergique : Aussi les moyens *anti-phlogistiques* doivent être
» placés dans la série des agens thérapeutiques les plus puis-
» sans. ». (*Dict. de Méd.*, t. XII, p. 226.)·

Voici ce que dit M. *Guersent* qui a constaté les propriétés du *sirop anti-phlogistique.* « Introduit dans les organes gastro-
» intestinaux, les émolliens (*anti-phlogistiques*) diminuent la
» chaleur intérieure, les irritations intestinales, calment la
» toux, et sont plus ou moins promptement assimilés. » Ouvrage cité t. VII, p. 392; il ajoute p. 394 : « Quelque soit au
» reste la manière dont on puisse se rendre compte de cette
» médication, la manière dont elle agit sur l'économie ani-
» male, n'en est pas moins puissante, lorsqu'elle est conve-
» nablement appliquée dans toute son étendue, et sous toutes
» ses formes. C'est principalement à l'aide de cette médica-
» tion que le praticien modère les réactions générales trop

» éne rgiques ou désordonnées, et ramène à leur type naturel
» et régulier les mouvemens organiques des différens appa-
» reils lorsqu'ils ont été exaltés par un excès ou par un par-
» tage inégal des forces. Aussi cette méditation est-elle em-
» ployée sans cesse avec succès dans les maladies externes et
» internes, et triomphe-t-elle souvent, seule, avec la diète,
» de toutes les irritations ou phlegmasies légères ; elle n'est
» pas moins utile pour seconder les autres moyens thérapeu-
» tiques, dans les cas les plus graves. Elle est rigoureusement
» obligée dans toutes les inflammations, et dans la première
» période de toutes les maladies aiguës. Elle n'est pas moins
» recommandable dans le premier degré de presque toutes
» les phlegmasies chroniques ; elle est par conséquent la base
» de toute méthode expectante, et néanmoins concourt en-
» core puissamment à seconder dans beaucoup de cas la mé-
» thode agissante. »

Voici ce que dans son excellent *Traité de Matière médicale*,
dit le judicieux Swilgné, t. 2, page 185, en désignant la
Médication anti-phlogistique, sous le nom d'*Atonique*. « Les cir-
» constances principales qui nécessitent cette médication
» sont les fièvres angioténiques (inflammatoires), les phleg-
» masies ou inflammations aiguës, les hémorragies actives,
» lorsque l'écoulement du sang ne modère pas l'irritation ;
» l'empoisonnement avec inflammation et avec escarre ; l'ir-
» ritation entenue par la présence de corps étrangers, par
» exemple, par des calculs urinaires. On y a souvent recours
» avec avantage lorsqu'il s'agit de rappeler des sécrétions ou
» des exhalations, des maladies habituelles, qui sont suppri-
» mées par l'effet d'une irritation locale très-forte. Elle opère
» souvent un soulagement manifeste dans les cas de névroses
» qui dépendent d'un état d'irritation, etc. , etc. »

Parcourons maintenant l'histoire des maladies diverses,
et surtout des inflammations dans lesquelles l'usage du
Sirop anti-phlogistique est plus spécialement indiqué. Com-
mençons par les irritations sanguines ou nerveuses des
organes de la respiration.

Résumé anatomique, physiologique et pathologique sur les organes de la respiration.

Les poumons sont des organes légers, mous, vésiculeux, spongieux, traversés par une infinité de canaux remplis d'air, aboutissant tous à deux branches principales, nommées *Bronches*, lesquelles s'abouchent elles-mêmes en un seul conduit situé au-devant du cou (*trachée-artère*). Celle-ci est surmontée par l'organe de la voix (*larynx*), dont la cavité communique avec la bouche et les narines, ouvertures par lesquelles l'air extérieur pénètre dans la poitrine.

Indépendamment des milliers de canaux aériens qui se divisent et subdivisent dans les poumons comme les branches et les rameaux d'un arbre dont la trachée-artère serait le tronc, ils sont parcourus de chaque côté par les divisions successives d'une grosse *artère* nommée *Pulmonaire*, qui donnent naissance aux *veines* du même nom. Les racines très-déliées de celles-ci se réunissent en rameaux et branches plus considérables qui se groupent enfin en quatre veines principales aboutissant au cœur, dont l'artère pulmonaire était déjà partie; elles y rapportent, pour être distribué dans toutes les parties du corps, le sang que cette artère avait envoyé dans les poumons.

On concevra la fréquence de l'inflammation aiguë des poumons (*fluxion de poitrine*) et de leur inflammation chronique désorganisatrice (*phthisie pulmonaire*) lorsqu'on saura qu'ils sont parcourus en quelques secondes par la totalité du sang qui est ramené de toutes les parties du corps, sang qui y ayant perdu ses matériaux vivifians, et y étant devenu presque noir, vient les puiser de nouveau dans les poumons et y acquérir subitement une couleur très-vermeille, en s'impregnant de l'air vital (*oxigène*) contenu dans l'air atmosphérique que chaque inspiration fait pénétrer dans les canaux aériens.

Chaque poumon est enveloppé à l'extérieur d'une membrane *séreuse*, mince, transparente et humide, appelée *plèvre*, tandis que les divisions des bronches qui représentent la surface pulmonaire interne en contact avec l'air, sont tapissées par une membrane *muqueuse*, qui fournit les glaires, ou mucosités que l'on crache après un effort de toux.

Il est facile maintenant de concevoir les espèces différentes de l'inflammation, connue sous le nom vulgaire de *fluxion de poitrine*. Si elle occupe l'enveloppe membraneuse des poumons, c'est la *pleurésie ;* si elle attaque la membrane muqueuse qui tapisse profondément les divisions des bronches, c'est le *catarrhe pulmonaire profond* (fausse fluxion de poitrine); si enfin elle a son siége dans le parenchyme spongieux du poumon, c'est-à-dire, dans la trame cellulaire, vasculaire et vésiculeuse, qui est intermédiaire aux membranes séreuse et muqueuse, c'est la fluxion de poitrine proprement dite, *pneumonie* ou *péripneumonie*.

PÉRIPNEUMONIE, INFLAMMATION DU POUMON

Elle a souvent pour cause l'impression brusque d'un air froid, après un violent exercice, une course rapide contre le vent, une boisson froide prise lorsque l'on est en sueur, un bain froid dans la même circonstance, témoin la maladie dont Alexandre-le-Grand faillit périr en se baignant dans le Cydnus. La péripneumonie est surtout fréquente pendant les froids secs et rigoureux de l'hiver.

Symptômes. Elle débute par un frisson suivi de chaleur à la peau et d'un sentiment d'ardeur dans la poitrine, par une douleur de côté qui augmente par les efforts de la respiration. Le malade est oppressé ; son pouls est plein et fréquent; ses pommettes sont colorées; il tousse souvent et expectore abondamment. Ses crachats sont très-visqueux, plus ou moins teints par le sang, de couleur de rouille ou d'acajou, d'autres fois jaunes, orangés ou verdâtres.

Si on frappe la poitrine avec l'extrémité des doigts, au

lieu de fournir un son clair, elle rend vis-à-vis des parties engorgées du poumon un son mat, comme celui que donnerait la percussion de la cuisse (1).

Si on applique au même lieu le *sthétoscope* (2) ou simplement l'oreille, on n'y entend point, ou que d'une manière obscure, le bruit respiratoire qui se perçoit facilement vis-à-vis des parties saines, et même avec plus d'intensité, parce que cette portion des poumons se dilate davantage afin de suppléer à l'action entravée de celle qui est malade. Cette augmentation du bruit respiratoire est désignée sous le nom de *Respiration puérile*, parce qu'il est analogue à celui qu'on perçoit chez les enfans dont les vésicules pulmonaires se dilatent davantage que chez l'adulte. Dans la pneumonie le bruit respiratoire naturel est remplacé, lorsque l'engorgement du poumon n'est pas complet, par une espèce de crépitation, appelée *Râle crépitant*, qui disparaît elle-même lorsque l'augmentation de l'engorgement du poumon le rend tout-à-fait imperméable à l'air. Alors on n'entend plus que le bruit que la circulation de l'air occasionne dans les grands canaux

---

(1) Cette *matité* du son est plus ou moins marquée, selon que la portion malade du poumon n'est que peu ou point du tout pénétrée par l'air atmosphérique. Tout le monde connaît la différence des sons rendus par un tonneau qu'on frappe, selon qu'il est plein de liquide ou ne contient que de l'air. La poitrine offre un phénomène analogue ; toutes ses parties, la région du cœur exceptée, fournissent un son clair, nommé *Pulmonal*, lorsque l'état sain des poumons et des parties environnantes y permet l'accès facile de l'air. La sonoréité y devient d'autant plus obscure, que l'obstacle à la pénétration de l'air est plus grand. On appelle *Percussion* le moyen d'exploration par lequel on s'en assure. Autrefois on l'exerçait en frappant *directement* la poitrine nue. Le docteur *Piorry* l'a perfectionnée en interposant une espèce de jeton (*Plessimètre*) entre les doigts du médecin et la poitrine du malade ; celui-ci en est moins incommodé, et le premier en obtient des résultats plus saillans et plus précis. Voyez son *Traité de la Percussion médiate*, qui a obtenu un des prix Monthyon. (Paris, 1828.)

(2) La *Sthétoscope* est un cylindre de bois léger, percé à son centre, qui transmet nettement à l'oreille les sons divers que la respiration, la

aériens (*respiration bronchique*), et le retentissement de la voix qui y a lieu. (*Bronchophonie*), bruits éloignés, transmis à travers les parties du poumon durcies.

Lorsqu'on saigne un malade atteint de pneumonie ou de pleurésie, presque constamment, en se coagulant dans le vase qui l'a reçu, le sang se recouvre d'une couche grisâtre que nous avons reconnu par diverses expériences chimiques être de la fibrine très-condensée privée de son principe colorant. On désigne ordinairement cette couche sous le nom de *Couenne pleurétique.*

Si le médecin fait expirer avec force dans la paume de sa main un malade atteint de péripneumonie, il sent qu'elle est frappée par une colonne d'air d'autant plus faible, en comparaison de ce qui existait dans l'état sain, que l'engorgement des poumons est plus considérable. L'impulsion de cette colonne s'affaiblit à mesure que la maladie prend plus de gravité; elle augmente, au contraire, quand l'engorgement des poumons diminue (1).

------

tour et la voix excitent dans l'intérieur de la poitrine, dans l'état de santé ou de maladie, et qu'on n'entend point à distance sans ce conducteur, ou quelqu'autre objet qui puisse le suppléer, par exemple, un rouleau fait avec un cahier d'une douzaine de feuilles de papier. La découverte de ce procédé est due à feu *Laennec*, qui en a obtenu des résultats très-précieux. Voyez son *Traité de l'auscultation*, deuxième édition. (Paris, 1826.)

(1) Ce mode d'appréciation de la force comparée de la colonne d'air expiré dans les états sain ou maladif des organes de la respiration appartient à l'auteur de cet opuscule, qui s'en sert depuis plus de vingt ans. Il est propre à faire reconnaître l'intensité de toute espèce d'obstacle à la respiration ; il n'en indique pas à la vérité, seul, la nature, ce qui lui est commun avec la percussion, ni même le siége ; mais sa combinaison avec les autres moyens d'exploration peut-être d'autant plus utile qu'il n'est jamais fatigant pour le malade. Comme les précédens, il demande une certaine étude qui perfectionne la délicatesse du sens destiné à percevoir les variétés d'impression correspondantes à la plénitude de la colonne d'air expiré. On pourrait désigner ce mode d'exploration sous le nom de *Manu-sufflation.*

La péripneumonie peut devenir funeste en peu de jours par son extrême intensité. Elle dure le plus ordinairement de huit à vingt jours, et se termine, dans le plus grand nombre des cas, favorablement, par la résolution complète de l'engorgement, si on lui oppose un traitement convenable. L'engouement pulmonaire qui constitue le premier degré de la péripneumonie est rarement suivi de la formation de foyers purulens dans l'intérieur du poumon (*vomiques*); il l'est plus souvent de l'infiltration purulente de son tissu; plus fréquemment encore de ce que l'on appelle l'*hépatisation* du poumon qui, au lieu de rester léger et perméable à l'air, s'engorge d'un sang épais, comme coagulé, se carnifie et prend enfin la consistance du foie, c'est le degré le plus avancé de l'engorgement pulmonaire.

Lorsque la résolution de l'hépatisation a lieu, le râle crépitant reparaît quand le poumon n'est plus qu'engoué; il disparaît enfin pour faire place au bruit respiratoire naturel, lorsque l'engouement se dissipe complètement. La pneumonie se termine très-rarement par la gangrène du poumon, à laquelle le malade succombe presque inévitablement.

Traitement. Il faut saigner promptement et largement d'une des veines du bras, réitérer la saignée tous les jours, deux ou trois fois même dans le commencement, jusqu'à ce que la respiration devienne facile ; puis mettre des sangsues sur le côté douloureux ; ou, ce qui est encore plus efficace, y appliquer des ventouses scarifiées.

Le malade ne prendra aucun aliment, mais boira abondamment d'une infusion de fleurs de mauve et de violette, édulcorée avec le *sirop anti-phlogistique*. S'il y a constipation, on fera fondre dans une pinte de cette boisson deux onces de manne. Si l'amertume de la bouche, les envies de vomir et un enduit jaunâtre de la langue annoncent que l'estomac contient des matières bilieuses, selon l'excellente méthode de l'illustre *Stoll*, on ajoute à la boisson, avec le *sirop anti-phlogistique*, deux à trois grains d'émétique, qui évacuent la bile, soit par le vomissement, soit par les selles. Quand même l'embarras gastro-bilieux ne serait pas évident, cette boisson émétisée est utile, après les premières saignées, pour résoudre l'engorgement du poumon. L'addition du *sirop anti-phlogistique* corrige l'action trop stimulante de l'émétique, qui, concourt d'ailleurs très-souvent à la guérison de cette maladie sans exciter de vomissemens, lors même qu'on le donne à dose double, triple ou quadruple, pourvu que ce soit par fractions d'heure en heure, dans une petite quantité de véhicule froid et aromatique, comme une infusion de feuilles d'orangers, édulcorée avec le sirop anti-phlogistique, à laquelle même on ajoute du sirop diacode, s'il y a tendance au vomissement (méthode de *Laennec.*) L'émétique semble jouir d'une propriété résolutive spécifique de l'engorgement pulmonaire; *Rasori,* et autres médecins italiens, l'administrent à dose encore plus élevée, mais il est prudent de ne point les imiter entièrement.

PLEURÉSIE.

Les causes de cette inflammation de la plèvre sont les mêmes que celles de la pneumonie, ses symptômes sont fort analogues : seulement, tant que la pleurésie n'a pas déterminé d'épanchement notable, la poitrine résonne bien. La toux est ordinairement sèche, elle est plus douloureuse que dans la pneumonie; le point de côté est plus vif, la respiration est précipitée et entrecoupée. La fièvre est également très-aiguë.

Presque toujours, dès le commencement de la maladie, les vaisseaux exhalans de la plèvre enflammée font pleuvoir dans sa cavité une eau trouble (sérosité lactescente) dont l'accumulation constitue un épanchement connu sous le nom d'*empième.* Cette collection de sérosité refoule le poumon de manière que la percussion de la poitrine fournit un son mat dans le lieu où le liquide se rassemble, c'est-à-dire dans la partie la plus déclive ou la plus basse de cette cavité, qui varie selon l'attitude du malade.

L'oreille appliquée sur ce point n'entend plus le bruit respiratoire naturel, mais bien un bruit désigné sous le nom de *respiration bronchique*, dû à la résonnance de l'air dans les grands canaux aériens seulement : la cavité des plus petits se trouvant effacée par l'affaissement du parenchyme pulmonaire. L'oreille nue ou armée du sthétoscope perçoit également l'écho de la voix du malade, qui est *chevrotante*, c'est-à-dire, tremblotante comme le liquide épanché, dont les ondulations paraissent être la cause de cette modification du son vocal connue sous le nom d'*Egophonie*.

Lorsque l'épanchement augmente, et qu'un côté de la poitrine est presque rempli de liquide, le poumon est tellement refoulé sur lui-même et imperméable à l'air, que la percussion donne un son mat sur presque tout ce côté de la poitrine, qui acquiert plus d'ampleur, et que la respiration bronchique et l'égophonie disparaissent entièrement; l'oppression est alors très-considérable.

Lorsque la pleurésie et l'épanchement consécutif se manifestent des deux côtés de la poitrine, et que leurs progrès ne sont point arrêtés, le malade meurt suffoqué au milieu des plus vives angoisses. Mais heureusement on prévient presque toujours l'abondance de l'épanchement, ou on en procure la résorbtion par les moyens curatifs que nous allons exposer: alors la plèvre et le poumon reprennent progressivement leur état naturel, sauf quelques adhérences cellulo-membraneuses, qui ne gênent pas sensiblement leurs fonctions.

La résorbtion d'une partie de l'épanchement est annoncée par le retour de la respiration bronchique et de l'égophonie que l'abondance de l'épanchement avait fait disparaître. Ils cessent de nouveau pour ne plus revenir lorsque la résorbtion est complète.

Le *traitement* de la pleurésie diffère peu de celui de la pneumonie. Cependant on doit moins multiplier les saignées du bras, insister davantage sur les applications de sangsues et de ventouses scarifiées sur le côté douloureux. On le recouvre d'un grand cataplasme vinaigré, bien chaud.

Lorsque la fièvre a été appaisée par les saignées, on pose un vésicatoire sur le point douloureux même, ordinairement voisin du téton.

Dans toutes les périodes de cette maladie, on insiste sur l'usage des boissons édulcorées avec le *sirop anti-phlogistique*. Dans le commencement on mêle ce sirop à une infusion de fleurs pectorales simple ou émétisée ; plus tard, lorsque l'eau se répand dans la poitrine, on cherche à l'évacuer par les urines, en mettant deux onces de *sirop anti-phlogistique* sur une chopine de l'infusion précédente, dans laquelle on fait fondre un à deux gros de nitre. Si cela est insuffisant, on ajoute à trois demi-septiers de cette infusion pectorale nitrée une mixture faite avec *sirop anti-phlogistique* et *oximel scillitique*; de chaque une once et demie.

Enfin on multiplie l'application des vésicatoires volans sur tout le côté affecté de la poitrine.

Les purgatifs réitérés sont dans le même cas fort utiles.

Ordinairement la résorbtion de l'eau épanchée a lieu par le bénéfice de ce traitement; le contraire s'observe cependant quelquefois : alors la collection de liquide augmente, le malade est menacé de suffocation : il ne reste d'autre ressource que de pratiquer *l'opération de l'empième*, c'est-à-dire, de faire, entre deux côtes, une ouverture au bas et en arrière de la poitrine, dans la partie qui est la plus déclive pendant que le malade est couché. Cela réussit quelquefois ; mais trop souvent, ainsi qu'il m'est arrivé sur un enfant de dix ans que j'ai opéré il y a plusieurs années, malgré la précaution de n'évacuer la sérosité purulente qu'en plusieurs jours pour donner au poumon le temps de se dilater, et celle d'interdire autant que possible tout accès à l'air extérieur, la suppuration de la plèvre devient fétide, l'amaigrissement et la fièvre hectique font des progrès, jusqu'à ce que le malade succombe.

Ces épanchemens considérables dont l'absorbtion n'a point lieu, sont souvent la suite d'une *pleurésie*, primitivement ou consécutivement *chronique*. Beaucoup de médecins les ont confondus avec l'hydropisie de poitrine sans inflammation antécédente.

CATARRHE PULMONAIRE.

Cette inflammation de la membrane muqueuse ou interne de la trachée-artère et des bronches règne surtout dans les saisons froides et humides, dans les temps de brouillards, lors de la fonte des neiges et des variations brusques de température; elle est alors souvent épidémique. Elle est fréquemment aussi déterminée par le refroidissement des pieds. Lorsque le catharre est léger, et siége principalement dans la trachée-artère et les premières divisions des bronches, on l'appelle vulgairement *Rhume*. S'il est très-violent, et affecte jusqu'aux dernières divisions des conduits aériens (*catarrhe pulmonaire profond*) il offre au premier abord l'apparence d'une fluxion de poitrine. Souvent il débute par un *coriza*, mal-à-propos nommé Rhume de cerveau; bientôt, si le catarrhe est aigu et violent, il y a fièvre, gêne de la respiration, chaleur dans la poitrine, quintes très-douloureuses de toux d'abord presque sèche, puis accompagnée de crachats transparens et fluides, qui acquièrent progressivement de la consistance et une couleur opaque d'un blanc jaunâtre on même verdâtre.

L'oppression est moins forte que dans la fluxion de poitrine, excepté chez les asthmatiques; le catarrhe prend chez eux le nom de *suffocant*. La percussion de la poitrine rend un son clair qui indique que l'air y pénètre facilement. Si on applique le sthétoscope vis-à-vis des endroits malades, lorsque la toux est encore presque sèche, on entend un bruit respiratoire avec sifflement (*râle sibilant*). Quand l'expectoration est bien établie, le passage de l'air à travers la matière des crachats produit une espèce de gargouillement que l'on désigne sous le nom de *râle muqueux*.

Le catarrhe pulmonaire complique presque toujours la rougeole : il est alors accompagné de corysa et d'ophtalmie ou inflammation de la surface muqueuse de l'œil.

Traitement. Si le catarrhe est léger (rhume), on évite de s'exposer au froid et à l'humidité ; on prend un bain de pied très-chaud, et on boit une infusion de fleurs de bourrache chaude, édulcorée avec 3 onces de *sirop anti-phlogistique* par pinte, afin de rétablir la transpiration dont la suppression est la cause la plus fréquente du rhume. Si le catarrhe est très-violent, on suit le même traitement que celui de la fluxion de poitrine, excepté qu'on réitère moins souvent la saignée. Non seulement il faut alors ajouter le sirop anti-phlogistique aux tisanes : mais si la toux, par sa violence, prive le malade du sommeil, il faut prendre toutes les heures une cuillerée à bouche de *sirop anti-phlogistique* pur, avec addition d'une cuillerée à café de sirop diacode.

Si l'expectoration muqueuse est très-abondante, et si l'estomac paraît partager cette surcharge glaireuse, il faut émétiser les tisanes.

Le catarrhe pulmonaire devient facilement *chronique* chez les personnes âgées ou faibles. Ses symptômes ordinaires sont la toux, des crachats grisâtres, une petite fièvre pendant la nuit, la perte de l'appétit et l'amaigrissement. En s'aggravant et en se prolongeant, il constitue la *phthisie catarrhale.*

Dans ces cas il faut prendre une nourriture légère, consistant principalement en fécules, en viandes blanches, et se couvrir le corps de flanelles.

On prend alors le sirop anti-phlogistique dans une infusion aromatique de mélisse, d'hysope, de lierre terrestre, de capillaire, de camphrée de Montpellier, ou dans la deuxième décoction de lichen d'Islande. Il est souvent utile d'émétiser de temps à autre ces boissons. Si, sans qu'il y ait de chaleur de poitrine, l'expectoration devient difficile, on coupe le sirop anti-phlogistique avec un tiers ou moitié de syrop d'ipécacuanha, ou d'oximel scillitique. Chez les personnes de tempérament lymphatique on le mêle à moitié ou même à partie égale de sirop balsamique de Tolu ou de quinquina. C'est ce mélange qu'on ajoute aux boissons précitées.

Un vésicatoire sur la poitrine est souvent efficace. Il en est de même des ventouses sèches.

Lorsque l'expectoration pituiteuse épuise le malade par son extrême abondance, on la diminue en incorporant, par trituration, au Sirop anti-phlogistique, un demi-gros à un gros de *baume de copahu*, réitéré matin et soir.

Il est une variété du catarrhe pulmonaire connue sous le nom de *catarrhe sec chronique*, dans laquelle l'expectoration est presque nulle, et ne fournit que quelques crachats très-visqueux, nacrés et peu volumineux. La membrane muqueuse des rameaux bronchiques n'est pas moins très-engorgée et d'un rouge foncé ; cela suffit pour en obstruer un grand nombre dans les parties affectées, indépendamment de ceux qui le sont complètement par le séjour de la matière ténace des crachats qui se détachent difficilement. Aussi le bruit respiratoire ne s'entend-il point ou presque point vis-à-vis de ces régions pulmonaires obstruées, quoique la poitrine reste sonore à la percussion.

Ce catarrhe sec forme une des variétés de l'asthme ; il est fréquemment la cause de l'emphysème du poumon. On le combat par l'usage du sirop anti-phlogistique dans de l'eau rendue alcaline par l'addition de 12, 18 à 24 grains de carbonate de soude par pinte.

COQUELUCHE.

C'est une affection catarrhale et nerveuse particulière aux enfans, qui a son siége dans la membrane muqueuse des bronches, et affecte sympathiquement celle de l'estomac. Elle est caractérisée par une toux convulsive, venant par quintes, avec menace de suffocation, hoquet, et souvent vomissement de mucosités glaireuses. Elle se prolonge pendant quelques semaines, et même pendant plusieurs mois.

La toux est sonore et saccadée, chaque quinte, ordinairement interrompue par une inspiration sifflante et convul-

sive, est accompagnée de secousses violentes pendant lesquelles l'enfant se cramponne à ce qui l'environne; son visage,
son col, ses yeux se gonflent et deviennent d'un rougeviolet.

Les quintes se renouvellent par l'impression du froid, les
contrariétés, la plénitude de l'estomac, etc.

La coqueluche règne en même temps que les autres catarrhes. La saison froide et humide, les vicissitudes atmosphé-
riques, et l'habitation dans des lieux humides et marécageux
y prédisposent, mais ne font que favoriser l'action d'une
cause spéciale particulière à cette maladie dont la nature est
inconnue, qui paraît néanmoins attachée à une espèce de
miasme : aussi se transmet-elle, par contagion, d'un enfant
à un autre, au moins dans un certain nombre de cas.

La coqueluche simple n'offre pas de danger et n'empêche
pas les enfans, dans l'intervalle des quintes, de se livrer à
leurs plaisirs habituels, qu'ils sont cependant forcés d'interrompre subitement lorsqu'elles se manifestent. Cette maladie
peut devenir mortelle par sa complication avec l'inflammation
du poumon, du cerveau, ou celle de l'estomac et des intestins, qui, outre le *sirop anti-phlogistique*, réclament, selon
l'âge des enfans, la saignée du bras, ou l'application des
sangsues, etc.

On a soin pendant la durée de la coqueluche d'éviter que
l'enfant ne mange trop et ne s'expose au froid.

Si l'estomac paraît surchargé de glaires, on mêle au sirop
anti-phlogistique, partie égale de sirop d'ipécacuanha, jusqu'à
ce qu'on ait obtenu leur expulsion par le vomissement, ou
bien on ajoute, selon l'âge de l'enfant, demi-grain à un grain
d'émétique dans l'infusion de fleurs pectorales, qui doit être
édulcorée avec le sirop anti-phlogistique.

Lorsque l'état convulsif domine, on fait prendre de temps
à autre une petite cuillerée à café de sirop anti-phlogistique,
avec addition d'un quart de sirop diacode; si cela est insuffisant, on y incorpore une prise de quelques grains de racine
de réglisse pulvérisée, contenant un quart de grain de racine
de belladone en poudre. On peut répéter cette prise deux,

quatre à six fois par jour, selon l'âge plus ou moins avancé des
enfans, jusqu'à 6 ans, au-delà, chaque prise peut contenir
demi-grain de belladone, de manière que les adolescens en
prennent 3 grains. (Méthode de *Wetzler*).

Le sirop aqueux de quinquina s'est aussi montré utile
contre la périodicité des quintes de toux ; mais ee sirop, et
ceux que nous avons précédemment cités, irriteraient si on
ne tempérait leur activité par leur mélange avec moitié ou
les trois-quarts de *sirop anti-phlogistique*.

Chez les enfans qui semblent gorgés d'humcurs, qui ont
ou qui ont eu la teigne muqueuse (gourmes), qui ont des
glandes engorgées, il est souvent utile de mettre un vésicatoire au bras.

CROUP,

Angine Laryngée et Trachéale, membraneuse ou polypeuse.

Cette inflammation de la membrane muqueuse interne
du larynx et de la trachée-artère a pour caractère particulier
de déterminer la formation de fausses membranes, qui ne sont
autre chose qu'une exhalation d'albumine qui se concrète.

Elle débute ordinairement d'une manière perfide par les
symptômes d'un simple rhume, qui, après quelques heures,
un ou deux jours, est suivi d'accès violens de suffocation
qui deviennent trop souvent promptement mortels.

Les causes apparentes de cette maladie sont à peu près les
mêmes que celles des catarrhes ou rhumes ; sa cause
prochaine qui lui imprimé un caractère particulier, dis-
tinct des catarrhes ordinaires, ayant le même siége,
n'est pas plus connue que celle de la coqueluche, de la
rougeole ou autres maladies souvent épidémiques et conta-
gieuses. Le croup, dont la nature est analogue à celle de
l'angine, ou esquinancie couënneuse, offre comme elle un caractère contagieux : aussi faut-il isoler avec soin les enfans
sains de ceux qui sont malades.

Symptômes. Après ceux ordinaires du rhume, l'enrouement

augmente, la voix devient tout-à-fait raùque, est faible, se perd même à la fin entièrement; la toux, entrecoupée d'inspirations sifflantes, a quelque chose d'analogue à l'aboiement d'un jeune chien, ou à la voix d'un jeune coq; les quintes sont accompagnées de secousses vives. Le sifflement des inspirations imite le bruit aigre qu'occasionnerait le passage brusque de l'air dans un tube d'airain, d'où cette maladie à reçu le nom d'*Angina stridula, strepitosa*. Ces modifications sont désignées sous le nom de *Voix croupale*. Il y a essoufflement, resserrement, comme étranglement à la gorge; en un mot, menace de suffocation, particulièrement pendant les quintes de toux. La face est bouffie, les lèvres sont violettes. Par les efforts de toux et de vomissement il arrive communément que l'enfant rend des fausses membranes, ce qui le soulage et peut même amener la guérison; mais il s'en forme souvent de nouvelles jusqu'à la mort, qui est précédée de perte totale de la voix, d'agitation, d'angoisses extrêmes, d'efforts véhémens pour faire pénétrer l'air dans la poitrine, de convulsions, d'assoupissement, et enfin de décomposition des traits du visage. Le danger du croup peut être augmenté par sa complication avec d'autres maladies. Une des plus fréquentes est l'extension de l'inflammation dans les bronches et dans le parenchyme du poumon, ou sa prolongation dans le gosier, par lequel elle commence souvent.

Traitement. On fait une saignée du bras si l'enfant à quelques années. J'ai ainsi obtenu une amélioration bien plus prompte que par les sangsues; cela n'empêche pas néanmoins d'appliquer celles-ci sur le col, en nombre proportionné à l'âge et à la force de l'enfant. Je ferai remarquer qu'à cette époque de la vie, il est quelquefois fort difficile d'arrêter la perte du sang qui a lieu par les piqûres, et qui peut devenir extrême, parce que l'on ne doit point comprimer le col pour essayer de l'arrêter. On y parvient sans cela en touchant chaque piqûre, préalablement essuyée, avec de l'eau de Rabel, avec l'alun calciné en poudre, ou la pierre infernale, et dans les cas les plus rebelles, avec un stilet rougi au feu.

Lorsque le sang ne coule plus, on recouvre le devant du col d'un cataplasme de farine de lin, modérément chaud. Après que l'irritation a été arrêtée par l'émission sanguine, on recourt aux bains de pieds avec addition de moutarde, et même à l'application d'un vésicatoire derrière le col ou sur la poitrine.

La boisson consistera dans une infusion de fleurs pectorales, édulcorée avec le sirop anti-phlogistique.

Pour faciliter l'expulsion de la fausse membrane, on provoque l'éternuement avec un peu de tabac; dans le même but on détermine le vomissement par le mélange du sirop d'ipécacuanha avec le sirop anti-phlogistique pour les jeunes enfans, et pour les plus âgés, en faisant fondre un grain d'émétique dans un demi verre d'eau édulcorée avec le sirop anti-phlogistique, et administrée par cuillerée à bouche, de dix minutes en dix minutes.

Pour faciliter la dissolution muqueuse et l'éjection de la fausse membrane, et en même temps pour attirer l'irritation dans une autre partie, on fait prendre à l'enfant toutes les heures demi-grain à un grain, ou plus, selon son âge, de calomel ou mercure doux, mêlé à du sucre en poudre, de manière à provoquer un commencement de salivation. Après chaque prise, il boit l'infusion précédemment indiquée avec le sirop anti-phlogistique.

C'est sans doute également pour dissoudre la fausse membrane qu'on a administré le sulfure de potasse; il vaudrait mieux employer les eaux alcalines, dosées par un médecin prudent; elles sont moins irritantes. On connaît la propriété des alcalis pour dissoudre l'albumine concrétée, bâse de la pseudo-membrane qui en bouchant le conduit de la respiration, est la cause fréquente de la suffocation.

Celle-ci semble d'autres fois due au resserrement spasmodique de la glotte ou des bronches; quelquefois même, quoique très-rarement, ce spasme seul existe; il n'y a pas

de fausse membrane; c'est alors le *croup nerveux, l'asthme
aigu des enfans*, qu'on a aussi désigné sous le nom de *Pseudo-
croup*. Les émissions sanguines doivent être moins abondantes dans ce *faux croup*. L'infusion de feuilles d'orangers
et de tilleul édulcorée par le sirop anti-phlogistique, avec
ou sans addition de quelques gouttes de laudanum, quelques
prises de belladone, comme nous l'avons recommandé dans
la coqueluche, mais à plus forte dose, nous paraissent les
moyens les plus propres à combattre cette affection purement
spasmodique.

ASTHME CONVULSIF, ANGINE DE POITRINE.

L'asthme consiste dans une difficulté de respirer, sans
fièvre, avec sensation de serrement de poitrine. Il se manifeste surtout pendant la nuit, et oblige les malades d'avoir la
poitrine élevée par des oreillers.

L'asthme est souvent, surtout dans la vieillesse, l'effet des
diverses maladies chroniques des poumons, du cœur, ou des
gros vaisseaux, telles que les tubercules et l'emphysème du
poumon, le catarrhe chronique sec ou muqueux, l'hydropisie de poitrine, l'anévrisme ou dilatation du cœur, l'ossi-
fication de ses valvules, etc. ; il est alors presque continuel,
sauf les exacerbations nocturnes, est considéré comme *symptomatique*, et réclame le traitement des affections, malheureu-
sement la plupart peu curables, qui l'ont déterminé.

L'asthme nerveux ou spasmodique est, au contraire, une
maladie primitive périodique, que les médecins appellent
Idiopathique. Il peut avoir pour cause le spasme des muscles
inspirateurs qui entourent de tous côtés la poitrine;c'est celui-
là, sans doute, que quelques auteurs ont mal à propos désigné
sous le nom d'*Angine de poitrine*. Je le crois plus souvent produit par le spasme des vésicules pulmonaires et des fibres
musculaires contractiles des canaux aériens dont les poumons
sont traversés de toutes parts, et qui sont entourés de filets

nombreux des nerfs pneumo-gastriques ; c'est-à-dire , des nerfs communs aux poumons et à l'estomac , ce qui explique la liaison intime de ces deux organes.

L'asthme s'observe à tous les âges de la vie. Dans la vieillesse il est souvent compliqué avec le catarrhe pulmonaire chronique, et, comme alors l'expectoration est abondante, on l'appelle *Asthme humide*.

Les personnes hystériques, mélancoliques, hypocondriaques , ou simplement de constitution irritable et nerveuse, et les femmes sont plus spécialement sujettes à l'asthme spasmodique.

L'asthme spasmodique se manifeste par des accès périodiques réguliers ou irréguliers, qui laissent des intervalles de quinze à dix-huit heures, de quelques jours ou semaines, de plusieurs mois, et même, quoique rarement, d'une ou deux années pendant lesquelles la respiration est assez facile.

Les accès surviennent très-souvent sous l'influence d'affections morales vives, telles que la joie extrême, un accès de colère, des chagrins profonds, et l'orgasme vénérien porté à un plus haut degré que de coutume.

Des odeurs particulières, quoique suaves, peuvent également ment provoquer les accès , telles sont celles fournies par l'ambre , le musc , l'éther, la tubéreuse, l'héliotrope, une grande quantité de roses, et autres fleurs odorantes, ou de pommes renfermées dans un appartement.

D'autres fois les accès ont pour cause la respiration d'un air très-chaud , raréfié par la réunion d'une multitude de personnes dans un local peu spacieux, éclairé par un grand nombre de lumières. La respiration d'un air excessivement froid , surtout si elle succède brusquement à celle que je viens d'indiquer; la progression rapide , l'ascension d'un escalier élevé, la distension du ventre par une trop grande quantité d'alimens , ou par les gaz qui se dégagent abondamment pendant la digestion des légumes à peau, sont encore des causes déterminantes des accès.

Nous avons personnellement éprouvé l'effet de ces influences, atteints que nous sommes, quoique maintenant à un degré léger, d'un asthme convulsif, d'origine rhumatismale, dont la cause, avant d'avoir fixé son action sur une autre partie du corps, déterminait des accès si violens que nous nous sommes quelquefois vus, pendant près d'une heure, obligés de nous suspendre par les mains pour pouvoir dilater la poitrine, et surmonter l'obstacle qu'opposaient des douleurs poignantes qui arrêtaient chaque inspiration, et que nous ne pouvons mieux comparer qu'à celles que devraient occasionner autant de coups de couteau plongés dans la poitrine Il n'est pas besoin que les accès soient aussi intenses, pour que la menace de suffocation excite de vives angoisses. La voix est entrecoupée, les yeux sont saillans, gonflés, quelquefois fortement colorés, ainsi que les lèvres et les joues ; la face est bouffie, l'essouflement augmente si l'on marche vite, surtout en montant, et si on couche sur un plan horizontal. Après quelques heures, la respiration devient plus facile, le malade peut expectorer ; mais si les crachats sont abondans, il y a complication de catarrhe, car l'asthme convul.if simple est ordinairement sec.

Je n'indique pas tous les résultats de la percussion et de l'auscultation dans l'asthme ; il faudrait faire connaître ceux qu'elles offrent dans toutes les maladies dont l'asthme symptomatique est l'effet. Quant à l'asthme purement nerveux, je me suis assuré sur quelques malades, et on s'est assuré sur moi-même, pendant un accès, que les résultats de ces moyens d'exploration ne diffèrent pas sensiblement de ceux fournis par un sujet sain. Cependant, dans le cas où le spasme d'une portion du poumon est tel que l'air ne peut pénétrer que très-difficilement dans les vésicules aériennes, la respiration ne doit s'y faire entendre qu'imparfaitement. Il est, au contraire, des cas où ces vésicules se dilatent plus que de coutume, quoiqu'il y ait difficulté de respirer, c'est *l'asthme avec respiration puérile* de Laennec.

Dans tous ces cas, la poitrine est sonore.

Traitement. La saignée, s'il y a pléthore, s'il y a suppres-

sion de quelqu'hémorragie habituelle ; des hémorroïdes, par
exemple, ou rétention des règles, dans le sexe, si même ,
indépendamment de cela, le pouls est plein, la face colorée,
si enfin la suffocation est extrême ; des sangsues, et ensuite
un large vésicatoire volant sur la poitrine, s'il y a douleur de
côté ; la position verticale du corps, la respiration d'un air
frais, des bains de jambes chauds, tels sont les principaux
moyens externes à opposer à l'asthme convulsif.

Quant aux remèdes internes, on insistera sur l'usage du
sirop anti-phlogistique, qu'on prendra dans une forte infusion de thé, de fleurs de tilleul, de coquelicot, de feuilles
d'oranger, même de racine de valériane. L'expérience per-
sonnelle de chaque malade lui fera connaître qu'elle est celle
de ces infusions qui convient le mieux à son tempéramment
particulier. Si le soulagement tarde, ou n'est pas complet,
il ajoutera à chaque tasse d'infusion édulcorée avec le sirop
anti-phlogistique, quatre à cinq gouttes de liqueur minérale
anodine d'Hoffmann, ou d'éther, ou bien autant de gouttes
de laudanum liquide de Sydenham, de teinture d'ambre
gris, ou de musc. Chez les femmes hystériques on préfère
l'addition de la teinture de castoreum ou d'assa-fétida. Quelques personnes se trouvent mieux de l'emploi de la racine
de belladone en poudre, dont on prend progressivement,
d'abord un, puis deux grains, et même davantage par jour
en pilules, après chacune desquelles on boit une tasse d'infusion avec le sirop anti-phlogistique.

L'asthme est-il humide, on facilite l'expulsion des mucosités glaireuses en mêlant au sirop anti-phlogistique un quart
de sirop d'ipécacuanha.

Les sujets d'un tempérament mou , pituiteux, doivent
y ajouter un tiers ou moitié de sirop de baume de Tolu.

Dans les cas où les accès d'asthme sont regulièrement périodiques, on mélange le sirop anti-phlogistique à parties égales
avec celui de quinquina.

Dans les intervalles des accès, il faut éviter l'impression
des causes qui les développent, surtout le séjour dans les

salles de bal, de spectacles; manger modérément, éviter les légumes venteux, se couvrir de flanelle, et ne se livrer qu'avec la plus grande modération aux plaisirs vénériens.

On prendra habituellement le sirop anti-phlogistique dans les infusions précitées, mais plus légères que celles qu'on prend pendant l'accès; le sirop anti-phlogistique est un correctif qui tempère la qualité échauffante de ces boissons.

EMPHYSÈME DU POUMON.

L'emphysème du poumon consiste dans une dilatation contre nature des vésicules aériennes, et lorsqu'elles se rompent, dans l'infiltration de l'air dans le tissu cellulaire inter-lobulaire du poumon. Cette distension est due à quelqu'obstacle à l'expiration proportionnelle de l'air qui a été inspiré, tel que l'engorgement catarrhal de la membrane interne des petits rameaux bronchiques, le séjour de mucosités très-glutineuses dans leur intérieur, etc.

Dans l'asthme qui dépend de l'emphysème spontané et médiocre du poumon, la poitrine donne un son très-clair, tandis que le bruit respiratoire est plus faible que dans l'état naturel.

Les infusions balsamiques précitées, et les eaux ferrugineuses fort légères, édulcorées par le sirop anti-phlogistique, sont le moyen le plus propre à rétablir le ressort des vésicules pulmonaires, dilatées sans produire d'irritation. C'est surtout dans cette variété de l'asthme que la respiration d'un air frais est très-utile.

Je n'ai pas en vue dans cet article *l'emphysème traumatique* du poumon, succédant aux blessures de cet organe, et se propageant souvent à tout le corps qui, à l'exception de la paume des mains et de la plante des pieds, devient balloné. Le traitement de cette variété de l'emphysème, qui occasionne aussi la suffocation, consiste à ouvrir suffisamment la poitrine vis-à-vis la blessure des poumons, afin que l'air qui en sort puisse s'échapper au dehors, au lieu de s'infiltrer dans le tissu cellulaire de tout le corps.

HÉMOPTISIE.

On appelle ainsi le crachement de sang, ou l'hémorragie de la membrane muqueuse qui tapisse les canaux aériens, (Larynx, Trachée-artère, Bronches.)

Elle se manifeste surtout chez les jeunes gens de tempérament sanguin et nerveux, dont la poitrine est mal conformée, resserrée, qui, dans l'enfance, ont été sujets aux saignemens de nez; qui se livrent avec excès à la déclamation et au chant, ou s'exercent sur des instrumens à vent. Elle se déclare aussi chez ceux qui ont éprouvé quelque percussion sur la poitrine, qui ont été fréquemment atteints de catarrhes pulmonaires, qui ont des tubercules dans les poumons, ou un commencement d'anévrisme du cœur. L'impression brusque d'un air froid, le séjour dans une salle de spectacle où l'air est très-chaud, dans un bal où on a dansé avec excès, la répétition d'un grand nombre de double tours dans le saut de la corde, en usage dans les colléges, la respiration de gaz acides minéraux dans les fabriques d'eau-forte, d'huile de vitriol, d'eau de javelle dans les blanchisseries par le chlore, en sont également la cause fréquente.

Ordinairement le crachement de sang est précédé de frissons, d'oppression, de pesanteur, de chaleur dans la poitrine; de palpitations de cœur, de toux sèche, de chatouillement dans le gosier, d'un goût salé dans la bouche. Le pouls est dur et fréquent; le malade dit ressentir une espèce de bouillonnement dans l'intérieur de la poitrine; alors il expectore un sang presque toujours vermeil et écumeux, s'il est en médiocre quantité. Il est mêlé par filets à des crachats muqueux dans les cas les plus légers; mais l'hémorragie est quelquefois si abondante, que le malade rend plusieurs livres de sang liquide, sans mélange, par flots, et presque sans toux. Alors viennent consécutivement la pâleur de la face, la faiblesse générale, la petitesse du pouls, le réfroidissement du corps, et la perte de connaissance ou *syncope.*

L'hémoptisie peut être aiguë ou chronique, et revenir périodiquement; rarement elle se borne à une seule attaque; elle est fréquemment suivie de la phthisie pulmonaire, et est une de ses fréquentes complications. Si l'hémorragie a lieu seulement, ou en même temps dans le parenchyme du poumon, c'est ce qu'on appelle l'*apoplexie* pulmonaire, qui est remarquable par la violence de l'oppression, attendu que l'infiltration du sang rend imperméable à l'air la portion du poumon où elle s'est faite.

Traitement. Il doit être d'autant plus actif que l'hémoptisie est plus forte; il consiste dans la diète absolue, les saignées du bras et du pied, l'application des sangsues sur la poitrine, des ventouses par dessus leurs piqûres, et des vésicatoires volans sur les mêmes parties. Les bains de jambes, et de mains dans l'eau chaude, la respiration d'un air frais, l'aspersion d'eau vinaigrée froide sur le devant de la poitrine, la position assise dans le lit, le silence complet, et les boissons froides, même à la glace, sont ensuite les moyens à employer.

On mettra trois ou quatre onces de sirop anti-phlogistique dans une pinte de limonade un peu aigre, ou de décoction d'écorce de grenades, de noix de galles, de cyprès, de racines de bistorte, de tourmentille ou de ratanhia. L'addition du sirop anti-phlogistique est on ne peut plus efficace pour contre-balancer l'irritation que le principe astringent de ces substances végétales produirait, s'il n'était tempéré par un correctif. Si l'hémorragie résiste à ces moyens, on ajoute à chaque pinte des boissons précitées quarante à soixante gouttes d'eau de rabel, ou demi-gros à un gros d'alun. Si, ce qui est rare, elle continuait encore avec violence, on appliquerait sur le devant de la poitrine une vessie pleine de glace. A son défaut, on y ferait évaporer de l'éther.

Dans la convalescence on insiste sur le repos, le silence, l'usage du lait, la décoction de riz ou de grande consoude, édulcorée avec le sirop anti-phlogistique, dont il faut prolonger l'usage jusqu'à ce qu'il n'y ait plus la moindre disposition au retour de la maladie.

La nourriture doit être fort légère. Les viandes blanches, les poires cuites, les coings confits et les crêm's de riz conviennent particulièrement.

PHTHISIE PULMONAIRE.

La phthisie pulmonaire est une des maladies les plus funestes à l'espèce humaine. D'après Sydenham, elle en fait périr la cinquième partie ; elle n'épargne aucun âge ; mais elle exerce ses ravages surtout à l'époque la plus brillante de la vie, et choisit un plus grand nombre encore de ses victimes dans le sexe le plus délicat. Très-souvent elle semble être le dénouement des autres maladies de poitrine que nous avons déja fait connaître.

Causes occasionelles de la Phthisie.

La plupart de ses causes occasionelles sont celles des inflammations ou irritations sanguines ou nerveuses des poumons : saisons et climats froids et humides , vêtemens insuffisans , respiration d'un air froid qui irrite *directement* les poumons en parcourant les subdivisions des canaux aériens, et *indirectement* en resserrant les pores de la peau , et y diminuant la transpiration.

Ajoutons les vices de conformation et les contusions de la poitrine ; l'exercice excessif des poumons dans l'action trop réitérée de déclamer, de chanter ou de soufler dans les instrumens à vent ; la respiration d'un air imprégné de vapeurs acides' ou métalliques et de corps pulvérulens ; ce qui explique la fréquence de la phthisie chez les plâtriers, chaufourniers , fabricans de pierres à fusil, etc. ; les maladies inflammatoires antérieures , aiguës ou chroniques du parenchyme du poumon et de ses membranes séreuse ou muqueuse ; l'asthme, l'hémoptisie , la pléthore , suite de rétention des règles ou des hémorroïdes, les métastases du rhumatisme et de la goutte, des affections laiteuses, des dartres ou d'un vieux cautère fermé sans précaution. Il faut également comprendre au nombre des causes de la phthisie les fièvres éruptives, telles que la petite vérole, la scarlatine et surtout la rougeole ; les excès vénériens, la lactation prolongée chez les femmes faibles et mal nourries, la syphilis, les écrouelles surtout, l'usage interne et même l'application extérieure et réitérée du sublimé corrosif sur de grandes surfaces de la peau, enfin les affections tristes de l'âme.

Ces causes sont d'autant plus actives, que la constitution de ceux qui y sont exposés est, d'un côté, plus sanguine et nerveuse : ce qui imprime à la phthisie une marche prompte ; ou qu'au contraire elle est très-lymphatique, et qu'elle est même notoirement viciée par les cachexies scrofuleuse et dartreuse.

Hérédité de la Phthisie.

La phthisie est souvent héréditaire, non que personne porte un germe dont le développement est inévitable ; car bien des descendans de phthisiques parviennent à un âge avancé sans succomber à cette maladie ; mais ils y sont évidemment prédisposés, et la contractent à l'occasion des moindres causes, surtout si la phthisie de leurs ascendans était elle-même héréditaire. Dans ce cas, ils ne peuvent, malgré toutes sortes de précautions, s'y soustraire constamment ; car peut-on toujours éviter l'action des causes occasionelles qui favorisent la naissance de cette maladie.

Souvent cette prédisposition héréditaire est indiquée par une poitrine étroite allongée, bombée en avant, par des épaules saillantes comme ailées ; un col long, des lèvres épaisses, des dents d'un blanc de perle sémi-transparentes, etc.

Des nourrices phthisiques peuvent également transmettre

à leurs nourrissons une prédisposition analogue à cette maladie.

Néanmoins, les tubercules du poumon sont souvent *accidentels*, se développent chez des individus qui n'ont point eu de parens phthisiques, et paraissent par leur conformation vigoureuse être à l'abri de cette maladie.

La nature de la cause primitive ou prédisposante de l'espèce de phthisie qu'on nomme *tuberculeuse*, et qui seule est héréditaire, est peu connue; elle paraît avoir beaucoup d'analogie avec la cachexie écrouelleuse; mais il s'en faut que l'identité soit telle qu'on puisse avec raison désigner tous les cas de phthisie tuberculeuse sous les noms de phthisie scrofuleuse. Cette cause paraît dépendre principalement d'un état particulier des humeurs et du système lymphatique; le changement de climat la modifie. Elle devient plus manifeste chez les individus qui passent d'un climat chaud dans un pays froid et humide, et *vice versâ*. Aussi, le professeur Broussais a-t-il observé que les mêmes hommes chez lesquels la phthisie tuberculeuse exerçait de fréquens ravages en Hollande, en furent beaucoup plus rarement atteints, du moment qu'ils émigrèrent en corps d'armée en Espagne et en Italie. Elle diminue également d'intensité chez les habitans des côtes maritimes méridionales.

Cette prédisposition constitutionnelle à l'affection tuberculeuse se manifeste chez les phthisiques, non seulement dans les poumons, mais dans le ventre et au col : souvent le foie, la rate et le mésentère des phthisiques sont remplis de tubercules, surtout dans la première jeunesse.

Contagion de la Phthisie.

Beaucoup de médecins, surtout dans les pays méridionaux, ont considéré la phthisie comme une maladie contagieuse. Il est douteux que leur opinion soit fondée; elle ne l'est point surtout dans les climats froids. Il est cependant incontestable que la cohabitation intime et prolongée d'un époux sain avec

un autre qui est en proie aux derniers ravages de la phthisie,
est nuisible au premier. L'expectoration abondante, souvent
fétide, et les sueurs excessives qui inondent ordinairement
les phthisiques pendant la nuit, doivent rendre leur couche
et leur haleine fort mal saines.

Quoique nous pensions qu'on doive considérer comme
phthisie du poumon toute phlegmasie chronique de cet organe, qui entraîne la fièvre lente, la consomption et la mort,
nous ne nous occuperons, d'une manière particulière, que
de la phthisie *tuberculeuse*, dont sont affectés 95 phthisiques
au moins sur cent. C'est ce qui nous engage à faire avec
quelque détail l'histoire des tubercules.

Des Tubercules pulmonaires.

Ce sont des petits corps primitivement grisâtres qui deviennent bientôt blanchâtres ou jaunâtres, et sont formés alors
par une substance qui a l'apparence de la matière caséeuse
du lait; ils sont quelquefois en partie crayeux et friables.
Leur volume habituel est celui d'un grain de millet ou de
chenevis, d'un pois, plus rarement d'un gland de chêne.
Ils sont quelquefois beaucoup plus considérables. Arrondis
ou ovoïdes, ils sont pourvus ou privés d'une enveloppe extérieure (*kiste*), d'autres fois la matière tuberculeuse ne forme
pas de corps isolés, mais elle est infiltrée dans le tissu pulmonaire.

Les tubercules sont d'abord d'une consistance ferme; mais
après un certain temps, ils se ramollissent et se transforment
en pus. Souvent alors un certain nombre de tubercules
voisins se confondent, et forment lorsqu'ils sont durs ou *crus*
des masses volumineuses, et lorsqu'ils sont ramollis, des
abcès nommés *vomiques*.

Le plus ordinairement les abcès tuberculeux, petits ou
grands, s'ouvrent dans les bronches, et le malade rend dans
ses crachats la matière qu'ils contenaient. Il résulte de cette
évacuation des excavations ou cavernes tuberculeuses qui

devient un foyer de suppuration prolongée ; il arrive aussi quelquefois que l'abcès tuberculeux s'ouvre dans la cavité de la plèvre, seulement, ou en même temps dans les bronches ; une pleurésie et un épanchement séro-purulent consécutif en sont la suite.

Génération des Tubercules.

Diverses considérations paraissent devoir faire attribuer leur origine fréquente à l'inflammation réitérée ou prolongée des parties où ils se développent ; 1°. la plupart des causes occasionnelles de la phthisie (*vide suprà*) agissent en irritant une portion quelconque des tissus pulmonaires ; 2°. elle succède souvent aux pleurésies, pneumonies, mais surtout aux catarrhes, coqueluches et rougeoles, à la suite desquelles le rétablissement a été incomplet : l'inflammation s'étant prolongée à l'état chronique.

3°. Si, recourant à l'analogie, on suit la marche de la transformation tuberculeuse des ganglions lymphatiqnes, renfermés dans la duplicature du mésentère, à la suite de l'inflammation chronique de la membrane muqueuse de l'intestin, on s'assure que les phases de l'inflammation sont correspondantes dans les deux organes.

La phlegmasie intestinale est-elle aiguë, les glandes mésentériques correspondantes sont gonflées et rouges comme la membrane. Si l'inflammation se prolonge, cette nuance s'affaiblit et passe au rosé. Lorsqu'enfin l'entérite est tout-à-fait chronique, le ganglion est d'un blanc grisâtre, et constitue un véritable tubercule, évidemment consécutif à l'inflammation.

J'ai observé plusieurs fois, sur le même sujet, ces trois degrés de l'engorgement aigu, demi-chronique et tuberculeux des ganglions, et même un quatrième degré, qui est leur ramollissement ou suppuration, lorsque la membrane elle-même offre à la fois dans diverses de ses parties l'inflammation aiguë, sous-aiguë et chronique, simple ou suivie d'ulcération dont le fonds est quelquefois tuberculeux.

La formation des tubercules dans le tissu vasculo-celluleux du poumon, à la suite des inflammations prolongées et ténaces, qui constituent les catarrhes, coqueluches, etc., a probablement lieu par un mécanisme analogue, plus difficile, à la vérité, à observer. Que si quelques médecins, à l'exemple de *Bayle* et *Laennec*, objectent qu'on reconnaît la présence des tubercules dans les poumons chez des individus qui n'ont point eu d'inflammation de ces organes, on peut le leur accorder pour les inflammations très-évidentes; mais on sait que les inflammations légères peuvent y être obscures, *latentes*, avec d'autant plus de raison que depuis *Stoll* les médecins ont vu bien des malades succomber à des pleurésies et pneumonies considérables, qui avaient conservé le caractère latent.

Enfin quel est le phthisique dont les adversaires de l'inflammation génératrice des tubercules pourront assurer qu'il n'a point eu antérieurement quelque rhume, puisque, suivant *Laennec* lui-même, le catarrhe chronique sec est une affection dont nombre d'hommes sont affectés *sans s'en douter*. Au reste, une toux sèche et une légère difficulté de respirer s'observent presque toujours dès l'origine des phthisies les plus obscures. Il n'en faut pas davantage pour faire présumer une légère congestion sanguine ou humorale vers les poumons.

Que si l'on objecte que la plus grande partie des individus qui s'enrhument échappent à la phthisie, cela dépend de ce que, contre l'opinion des sectateurs exagérés de la doctrine de l'irritation, l'inflammation ne doit souvent être considérée que comme la *cause occasionelle* et non la cause *essentielle* de la phthisie, qui réside spécialement dans la prédisposition du système lymphatique dont nous avons déjà parlé. Si celle-ci n'existe pas, l'inflammation réitérée altérera bien plus difficilement la nutrition du poumon.

Enfin ne posons pas de bornes à la puissance de la nature. Si l'observation prouve que c'est à l'occasion de l'inflammation chronique qu'elle produit souvent les tubercules, il est possible qu'elle arrive au même résultat, indépendamment de cette cause occasionelle par une simple perversion du travail chimique de la nutrition. Les tubercules sont *immédiatement* en effet le produit de cette perversion de la nutrition, en vertu de laquelle les vaisseaux exhalans déposent dans la trame de l'organe malade la matière albumineuse concrescible, etc. Aussi les tubercules des ganglions lymphatiques en ont-ils parfaitement la forme. Celle arrondie ou ovalaire des tubercules pulmonaires n'est-elle pas en rapport avec la forme des vésicules aériennes qui en sont probablement la matrice, tandis que l'infiltration tuberculeuse serait un dépôt de la matière dans les aréoles du tissu cellulaire qui lie entre eux les vaisseaux sanguins et aériens du poumon.

Dans tous les cas, partout où la matière tuberculeuse s'accumule, elle comprime, obstrue et efface les vaisseaux sanguins qui s'en trouvent enveloppés.

Symptômes de la Phthisie.

Son début est très-variable, puisqu'elle est tantôt précédée d'hémoptisie ou de quelque inflammation de poitrine dont la convalescence est trompeuse, et que d'autres fois elle commence presque insensiblement.

Dans ce dernier cas, le malade éprouve une petite toux sèche, suivie plus tard de crachats muqueux, quelquefois sanguinolens ou mêlés de grumeaux opaques. Il se manifeste des douleurs dans le dos et vers les épaules. Les joues se colorent, la paume des mains est brûlante, la respiration souvent gênée, l'amaigrissement, lent d'abord, devient bientôt rapide : c'est à cette époque que surviennent des accès de fièvre quotidiens qui se manifestent ordinairement le soir, et sont suivis de sueurs abondantes. Par les progrès de la maladie, la fièvre devient presque continue avec redoublemens : l'expectoration augmente. Il survient du dévoiement, des apthes à la bouche et au fond de la gorge ; la voix s'altère, ce qui dépend ordinairement d'une ulcération du larynx ; l'oppression augmente, la maigreur devient extrême ; le sommeil se perd ; les jambes se gonflent, s'infiltrent de sérosité (*œdème*) ; la face elle-même peut participer à cette bouffissure. Des crachemens de sang abondans viennent quelquefois accélérer la perte des forces ; enfin le malade succombe, desséché, émacié, c'est-à-dire dans le marasme, ayant néanmoins conservé toute sa connaissance, et jusques près de ses derniers momens, l'espérance de sa guérison.

La phthisie dure le plus ordinairement de six mois à un an : elle parcourt d'autres fois ses périodes beaucoup plus promptement, tandis que dans d'autres circonstances, elle se prolonge pendant plusieurs années.

Ses symptômes sont modifiés par l'âge, le sexe, le tempérament, les maladies antérieures ou celles qui peuvent la compliquer, etc.

Il est des phthisiques qui succombent sans avoir expectoré, quoique leurs poumons soient remplis de tubercules volumineux abcédés, si aucun d'eux ne s'est ouvert dans les bronches (1). La nature de l'expectoration varie selon que la matière tuberculeuse est caséeuse, caséo-calcaire, ou même calculeuse, qu'elle est ou non mêlée de matière noire pulmonaire, qu'il y a ou non complication de catarrhe, ce qui peut la rendre très-abondante, ou d'hémoptysie soit par exhalation, soit par rupture des vaisseaux pulmonaires. Elle devient très-fétide, lorsqu'il s'est déclaré une affection gangreneuse des cavernes tuberculeuses. La fièvre est d'autant plus aigue et la marche de la phthisie d'autant plus rapide, que le malade est plus jeune et plus sanguin, que des portions plus ou moins étendues des poumons s'enflamment à l'état aigu, et qu'il survient en outre d'autres inflammations de l'estomac ou des intestins. On conçoit aussi que, toutes choses égales d'ailleurs, la marche de la phthisie ne sera pas la même

---

(1) Il y a 23 ans nous avons observé ce fait, assez rare, sur feu Pitet, jeune professeur de physiologie, dont l'éloquence animée rappelait celle du célèbre Fourbloy. Ses amis ont déploré sa perte prématurée, non seulement à cause de l'aménité de son caractère, mais encore parce qu'ils pressentaient en lui un digne successeur de Bichat, dont il avait été particulièrement distingué.

chez un malade qui peut se procurer les secours hygiéniques
et pharmaceutiques, et chez le soldat en campagne ou l'indigent
privé de feu, de vêtement, travaillant jusqu'aux derniers
momens aux injuresde l'air, n'ayant qu'une nourriture gros
sière, et cherchant à récupérer ses forces avec du vin ou de
l'eau-de-vie qui avivent l'inflammation des poumons, etc.

Des Degrés divers de la Phthisie, et des Signes fournis par la percussion et l'auscultation de la poitrine.

C'est en vain que les médecins ont voulu établir les uns 3
et les autres 4 périodes ou degrés de la phthisie; ils n'existent
jamais distincts comme ceux des fièvres éruptives. L'imagi-
nation peut multiplier à l'infini les degrés d'une affection,
dont le patient décline tous les jours; mais leurs limites
sont artificielles. Un tubercule considéré isolément présente
bien des périodes distinctes de crudité, de ramollissement et
de rupture, mais non point l'affection des poumons considérée en général, puisqu'ils offrent à la fois des tubercules
dans ces trois états divers, et que des malades que leur
embonpoint peut faire considérer comme étant encore au
premier degré de la phthisie, ont craché des tubercules
isolés, ramollis et ouverts, c'est-à-dire passés au troisième
degré.

C'est par la percussion et l'auscultation qu'on apprécie,
lorsque cela est possible, la situation et l'état de crudité ou
de ramollissement des tubercules; indiquons rapidement les
signes les plus importans de ces altérations des poumons.

1° Lorsque les tubercules sont petits et rares, on ne peut
les reconnaître. Il en est de même lorsque plus nombreux
ils sont profondément situés dans le poumon, et sont sé-
parés des côtes par une épaisseur considérable de parenchyme sain.

2° Mais lorsqu'ils sont accumulés au sommet du poumon,
qui est leur siége de prédilection, cet endroit de la poitrine
devient peu ou point sonore, et la *bronchophonie* s'y fait entendre.

3° Lorsque des tubercules ramollis se sont ouverts dans les bronches, il en résulte une excavation où l'air entre à chaque inspiration ; ce qui donne lieu à un râle muqueux très-prononcé (*gargouillement.*) La *toux* est alors *caverneuse.*

4° Lorsque dans la même circonstance le malade parle pendant qu'on applique le cylindre vis-à-vis l'excavation, sa voix monte directement dans la cavité du tube. C'est ce qu'on appelle la *pectoriloquie.*

5° Si une vaste excavation est en même temps remplie d'air et de pus, la résonnance de l'air agité à la surface de ce liquide par la respiration, la toux ou la voix, donne lieu au *tintement métallique* (bruit analogue à celui d'une petite cloche), qui a également lieu, si l'excavation tuberculeuse s'ouvre dans la cavité de la plèvre, et y détermine un épanchement de pus et d'air (*empième et pneumothorax.*)

6° Lorsqu'une grande excavation s'est complètement vidée, la poitrine redevient très-sonore en cet endroit ; ce qui ferait mal à propos croire que cette partie du poumon est en bon état.

La Guérison de la Phthisie est-elle possible ?

Cette question du plus haut intérêt, résolue négativement par la plupart des médecins qui se sont livrés dans ces temps modernes à l'étude de l'anatomie pathologique, mérite de fixer toute notre attention. — Bayle considérait la phthisie comme une maladie incurable dans tous ses degrés. Laennec qui a perfectionné ses travaux, dit, Traité de l'Auscultation médiate, tom. 1, p. 581 : « *L'idée de la possibilité de guérir* « *la phthisie au premier degré est une illusion.* Les tubercules « crus tendent essentiellement à grossir et à se ramollir. Il « est peut-être au pouvoir de l'art de ralentir leur dévelope- « ment, d'en suspendre la marche rapide, mais non de lui « faire faire un pas rétrograde ; mais s'*il est impossible de gué-* « *rir la phthisie au premier degré,* un assez grand nombre de « faits m'ont prouvé que dans quelques cas un malade peut

» guérir après avoir eu dans les poumons des tubercules qui
« se sont ramollis et ont formé une cavité ulcéreuse. »

L'ILLUSION, et une bien triste illusion est le partage seul
des médecins fatalistes qui, s'abandonnant avec exagération
à leurs méditations sur les débris de la mort, méconnaissent
les ressources immenses de la nature animée. Déjà Laennec
admet la possibilité de la guérison dans le degré le plus grave
de la phthisie, où Bayle ne voyait que des victimes inévi-
tables. Eh quoi ! une affection pourra guérir dans son dernier degré, et non lorsqu'elle est encore légère; la nature
qui peut le plus ne pourrait pas le moins. Elle ferait ainsi
une exception unique à ce qui s'observe dans toutes les maladies qui guérissent d'autant plus facilement qu'elles sont
moins avancées. Prouvons qu'on lui suppose gratuitement
une aberration de ses lois, et établissons cette vérité conso-
lante pour l'humanité, que la phthisie est curable dans tous
ses degrés, mais surtout dans son commencement. Nos
preuves seront d'autant plus convaincantes, qu'elles seront
empruntées au chef des partisans de l'opinion contraire.

« Les tubercules du poumon ne diffèrent en rien de ceux
« qui, placés dans les glandes, prennent le nom de *scrofules*,
« et dont le ramollissement est, comme on le sait, suivi très-
« souvent d'une guérison parfaite. » Laennec, ouvrage cité,
page 640. L'admission de l'exactitude de cette analogie entraîne inévitablement celle de la guérison de la phthisie dans
le degré de crudité des tubercules, c'est-à-dire, leur résolution ; car les scrofules ou tubercules du col ne guérissent
pas seulement après s'être ramollis et avoir suppuré; souvent
par les seules forces de la nature ou par ses efforts réunis à
ceux de la médecine, ces glandes du col se fondent et disparaissent par une véritable résolution. Les préparations
d'iode, etc. amènent souvent ce résultat. Or, si suivant Laennec
les tubercules du poumon ne diffèrent pas de ceux du col et se
guérissent quelquefois comme eux par ramollissement, ils
doivent à plus forte raison pouvoir comme eux guérir par
résorbtion progressive et lente de la matière tuberculeuse.

Mais les faits viennent-ils à l'appui de cette conséquence rigoureuse de l'analogie , empruntons encore à Laennec cet autre genre de preuves.

« De tous les moyens tentés jusqu'ici contre la phthisie , il » n'en est aucun qui ait été plus souvent suivi de la suspen- » sion ou de la cessation totale de la phthisie que le change- « ment de lieu. Les bords de la mer, surtout les climats doux « et tempérés sont sans contredit les lieux où l'on a vu *guérir* « *un plus grand nombre de phthisiques.* Le témoignage de l'anti_ « quité s'accorde sur ce point avec celui des modernes. »

De six phthisiques que j'ai vus sur la côte méridionale de la Bretagne, *trois ont guéri* « Laennec, ouvrage cité pag. 715 et 716. » Croirait-on que ces faits sont narrés par un médecin qui écrit qu'*il est impossible de guérir la phthisie au premier degré.* Le même auteur rapporte l'exemple frappant de l'in- fluence des passions tristes et de la réclusion comme cause occasionelle de la phthisie. C'est le fruit de *dix années* de ses observations dans une communauté religieuse de femmes, où, dit-il, on fixait habituellement leur attention sur les vérités les plus terribles de la religion, et où l'on s'attachait à les éprouver par toutes sortes de contrariétés. « L'effet de cette « direction était, le même chez toutes. Au bout d'un à deux « mois de séjour dans cette maison, les règles se suppri- « maient, et un mois ou deux après la phthisie était mani- » feste. Comme elles ne faisaient point de vœux, il les en- « gageait, dès que les *premiers symptômes* de la maladie se « manifestaient à quitter la maison; » et *presque toutes celles qui ont suivi ce conseil ont guéri, quoique plusieurs d'entre elles présentassent déjà les symptômes de la phthisie d'une manière très- manifeste.* Laennec, tom. 1, pag. 47.

Frappant exemple des contradictions de l'esprit humain ! Pendant nombre d'années Laennec, absorbé par ses études sur les victimes de la phthisie, la croit toujours incurable. Ce- pendant des restes inanimés lui offrent les vestiges d'anciennes excavations pulmonaires fistuleuses ou complétement cica- trisées par l'intermédiaire d'un cartilage accidentel ; alors il commence à admettre que dans *quelques cas* un malade *peut guérir* après avoir eu des tubercules ramollis et suppurés. Mais il soutient encore qu'*il est impossible de guérir la phthisie au premier degré*, c'est-à-dire, d'obtenir la résolution des tubercules. Pourquoi ce médecin est-il dominé par l'idée d'incurabilité? Parce que la résorbtion de la matière tuberculeuse ne laisse point et ne peut, comme les cicatrices, laisser de vestiges du mal antécédent, et que l'examen cadaverique ne peut servir à constater l'existence antérieure et la disparition de maladies qui n'ont laissé aucune trace. Mais quand les symptômes de la phthisie ont été manifestes et ont entièrement cessé, peut-on méconnaître la guérison en se fondant sur ce que les tubercules qui la constituaient, hors de la portée de la vue et du toucher, n'ont pas disparu visiblement comme ceux du col ? Non sans doute. Aussi, si Laennec anatomiste révoque en doute ces guérisons, Laennec, médecin observateur, est obligé de les reconnaître aussitôt qu'éloigné du lugubre sujet de ses méditations habituelles il redevient narrateur de ce qu'il a vu sur les vivans.

La preuve que les *religieuses guéries de la phthisie*, en quittant leur couvent, n'étaient atteintes qu'au premier degré qu'il juge incurable, c'est que Laennec le leur fit quitter, dès que *les premiers symptômes de la maladie se manifestèrent*. Ainsi, non seulement la phthisie est curable à ce degré, mais elle l'est *fréquemment*, puisque *presque toutes les religieuses* qui se sont soustraites à ce genre de vie anti-social *ont guéri*. Ajoutons que nous avons connu des personnes qui ont éprouvé les divers symptômes de la phthisie, à un degré avancé (l'expectoration exceptée) et qui cependant ont guéri; or, cela n'a pu être par suite de l'évacuation et de la cicatrisation d'abcès tuberculeux, puisque, je le répète, elles n'avaient pas expectoré.

Maintenant qu'ayant démontré que la phthisie est curable, nous avons fait renaître l'espoir dans l'âme des malades, qu'une certitude contraire eût désolés, indiquons les moyens les plus propres à combattre cette redoutable maladie.

TRAITEMENT DE LA PHTHISIE.

Moyens spécialement préservatifs.

Si nous avons fait avec quelque détail l'exposition des causes occasionelles de la phthisie, c'est que de leur connaissance découle le traitement préservatif de cette maladie. On doit donc, 1º. se soustraire à l'influence de ces causes; n'en citons qu'un exemple. Il est impossible de prévenir ou d'arrêter les progrès de la phthisie chez un individu qui la contracte dans une fabrique d'eau forte ou d'huile de vitriol, s'il reste exposé à l'action du gaz irritant qu'il y respire. Pour éviter les répétitions, je renvoye à l'exposé que j'ai fait de la plupart des autres causes ; mais dans combien de cas les conseils du médecin ne seront-ils pas inutiles ? les passions, dont la violence accélère outre mesure la circulation du sang et détermine des congestions et des hémorragies pulmonaires, ne ressemblent-elles pas souvent à un torrent impétueux dont le cours ne se modère qu'après qu'il a exercé ses ravages ? est-il, d'un autre côté, toujours au pouvoir de l'humanité de dissiper les affections tristes de l'âme, dont la cause est sans cesse renaissante et qui ont l'influence la plus active sur les congestions pulmonaires chroniques qui occasionnent la phthisie.

2º. Prévenir, et, lorsqu'on ne l'a pu, guérir complètement et sans reliquat, les irritations et inflammations aiguës ou chroniques des diverses parties constituantes des poumons, c'est-à-dire, les pleurésies, pneumonies, catarrhes pulmonaires, coqueluches, crachemens de sang, etc., par la persévérance dans les traitemens que nous avons indiqués, en faisant l'histoire de ces maladies, et surtout, dans l'emploi du Sirop anti-phlogistique, qui, en détruisant l'inflammation, dissipe une des causes fréquentes de la phthisie.

3°. Atténuer la cause essentiellement pré-disposante de la phthisie tuberculeuse, en fortifiant la constitution par un exercice convenable en air pur, surtout à cheval; en habitant, s'il est possible, une zône tempérée-chaude, surtout, les côtes maritimes méridionales; en voyageant sur mer; en s'abstenant de boire des eaux crues et dures, (séléniteuses), cuisant mal les légumes, qui favorisent l'engorgement des ganglions lymphatiques et la formation des tubercules; en usant, si la constitution est froide, molle et disposée aux scrofules, d'une nourriture succulente, telle que les bouillons et consommés, les rôtis de bœuf, de mouton, de volaille et de gibier, le chocolat et les végétaux anti-scorbutiques, surtout le cresson.

4°. Si au contraire, le tempérament est très-sanguin et la personne disposée aux crachemens de sang et irritations inflammatoires de poitrine, il faut user d'une nourriture moins stimulante qui consistera en viandes blanches, bouillies ou rôties, poissons légers, cuisses de grenouilles, œufs frais à la coque peu cuits, en lait de vache, de chèvre et d'ânesse; ce dernier n'a pas de propriété spécifique; son succès est dû à ce qu'on le prend pur aussitôt qu'il est trait; moins chargé de substance butyreuse, il est d'une digestion plus facile chez les personnes délicates. Le lait de vache, sortant du pis, et coupé avec de l'eau d'orge perlé, peut, dans le plus grand nombre de cas, le remplacer, Il sera souvent fort utile d'édulcorer ces différens laits avec le sirop anti-phlogistique.

C'est avec le lait pur ou coupé qu'on fera cuire les différentes fécules ou farines telles que le salep, le sagou, le tapioka, l'arrow-root, la fécule de pomme de terre, ou la fleur de farine de froment, substances adoucissantes en même temps que réparatrices. Les pruneaux et les fruits cuits ou confits conviennent également, si la constitution est irritable. Les coquillages, et surtout les huîtres, offrent une nourriture douce qui a quelque chose de spécifique contre les engorgemens du poumon et la constitution qui y pré-dispose, propriété qu'elles doivent probablement à l'iode qu'elles contiennent et à l'eau marine recélée dans la coquille ; aussi je présume qu'une partie des avantages de l'habitation des plages maritimes et des voyages de long cours, est due à ce que la nourriture y est plus alcaline. Les moutons dont on sale les alimens qui leur sont distribués à leur retour dans la bergerie, sont beaucoup moins sujets aux affections tuberculeuses du foie, etc., que leur occasionnent les paturages marécageux.

5°. Tout individu disposé à la phthisie, doit être couvert de flanelle, et s'il ne peut habiter un climat convenable, se maintenir dans une température douce et peu variable. Cette uniformité est un des avantages de l'habitation des étables qui peuvent être utiles, si l'air y est suffisamment renouvelé, si les eaux y ont un écoulement facile, et si on n'y laisse pas séjourner le fumier qui en rend l'air putride, mais bien quelques bottes de foin qui le rendent aromatique.

Laennec a retiré des avantages d'une atmosphère marine artificielle, obtenue à l'aide du varec ou guëmon frais (*fucus verrucosus*). M. Bourgeois, médecin à St.-Denis, a constaté la rareté des phthisies, dans les blanchisseries de toiles, par le chlore. Ce gaz paraît, jusqu'à un certain point, préserver des tubercules pulmonaires, cette manière de le respirer modérément et uniformément répandu dans l'atmosphère, me paraît préférable à son dégagement dans des appareils chimiques terminés par des tubes qui peuvent le transmettre aux poumons en trop grande quantité, ce qui occasionne de l'irritation et accélère les progrès de la maladie.

Moyens curatifs.

1°. Lorsque la phthisie succède immédiatement à des hémorragies ou à des inflammations du poumon, la méthode anti-phlogistique convient particulièrement, c'est alors que des saignées médiocres réitérées, des sangsues, mais mieux encore, des ventouses scarifiées sur la poitrine, sont indiqués, en même temps qu'une alimentation fort légère, même la diète lactée, et l'usage soutenu du sirop anti-phlogistique dans l'eau de gruau, de chiendent, de gomme ou de guimauve ; qu'on peut alterner avec le petit lait, les bouillons de veau, de mou de veau, de poulet, de grenouilles, de tortue, d'escargots, selon les localités, ou les décoctions de navets, de figues, de raisins de corinthe, de dattes, de jujubes, etc., également édulcorés avec le sirop anti-phogistique.

2°. Ce traitement convient encore si la phthisie a succédé à la suppression des mois chez les femmes, ou des hémorroïdes chez les hommes. Dans ces cas, on fait usage des bains de siège, et on met des sangsues au lieu même qui était la source de la perte habituelle du sang.

3°. Il est toujours, en effet, important de rappeler ou de suppléer les évacuations naturelles ou accidentelles et les maladies externes, dont la disparition a coïncidé avec la manifestation des premiers symptômes de la phthisie, quand même cette suppression serait moins la cause que l'effet de la congestion pulmonaire, car elle l'augmente.

Les frictions sur la peau, les vésicatoires et les cautères sont particulièrement utiles chez les individus dartreux ou écrouelleux, qui ont eu des éruptions cutanées, des glandes lymphatiques engorgées, ou des ulcères, après la guérison desquels la phthisie s'est manifestée.

Les cautères, moxas et sétons se sont ordinairement montrés plus utiles lorsqu'on les a appliqués sur la poitrine. Mais beaucoup de médecins, en employant ces moyens, ainsi que la saignée, dans un degré avancé, ont épuisé et accéléré la perte de leurs malades. On ne doit y recourir que lorsque les forces sont encore bonnes et que l'amaigrissement n'a pas fait de grands progrès L'application, entre les épaules, d'un emplâtre de poix de Bourgogne, détermine une éruption dont l'effet est souvent très-avantageux.

4°. Les purgatifs doux sont maintenant trop négligés. En attirant les humeurs sur les intestins et les évacuant, ils débarrassent la poitrine ; ils sont particulièrement utiles, unis aux diaphorétiques, quand la phthisie succède au dérangement de la secrétion laiteuse chez les femmes ; qui ne nourrissent pas ou sèvrent sans précaution (1). La manne est un purgatif en même temps pectoral ; le calomel, qu'on peut lui associer, a une propriété fondante qui est utile dans la cachexie scrofuleuse tuberculeuse.

5°. C'est sous ce dernier rapport que les fondans alcalins se sont montrés utiles lorsque l'inflammation ne domine pas. Aussi les eaux du Mont-d'Or ont-elles acquis une juste célébrité ; elles sont fort chargées de sels alcalins, tels que muriate, sulfate de soude, carbonate de chaux et de magnésie, mais surtout de carbonate de soude.

L'usage des eaux alcalines sulfureuses, de Bonnes, de Barrèges, de Cauterets et d'Enghien, a été également utile, surtout dans le cas de maladie cutanée chronique antécédente, ce qu'on désigne habituellement par l'expression de *diathèse dartreuse.* Mais, comme toutes ces eaux sont stimulantes, il est bon de les couper avec le lait et de les édulcorer avec le Sirop antiphlogistique.

Les médecins modernes négligent beaucoup trop les préparations anti-moniales, que les anciens employaient, avec avantage, comme désobstruans dans les engorgemens lymphatiques et scrofuleux. La vertu qu'a l'émétique à haute dose de résoudre l'engorgement aigu du poumon, justifie les succès de l'antimoine diaphorétique, du fondant de rotrou, du kermès, du soufre doré d'antimoine et de l'émétique à doses fractionnées, longtemps continuées dans les engorgemens pulmonaires chroniques ; l'ipécacuanha en sirop ou pastilles, et l'oxymel scillitique ont une action analogue. Il faut tempérer l'action stimulante de ce dernier par son union avec le Sirop anti-phlogistique.

---

(1) Autant les anciens médecins avaient porté jusqu'au ridicule l'opinion que le lait était la cause de la plupart des maladies des femmes, autant les modernes s'éloignent de la vérité, en se figurant que les perturbations de cette secrétion naturelle n'y joue presque aucun rôle.

C'est encore comme fondant des tubercules qu'on peut recourir avec avantage, quand la phthisie débute insensiblement, et non par une inflammation évidente aux préparations d'iode, spécialement à la solution d'hydriodate de
potasse simple, qui est moins stimulante que la solution
d'hydriodate iodurée, ou que la teinture d'iode étendue.
Nous faisons dissoudre 64 grains d'hydriodate de potasse dans
un litre d'eau, et faisons prendre progressivement une, deux,
trois cuillerées à bouche, et même davantage, de cette solution dans un litre d'eau édulcorée avec 2 à 3 onces de Sirop
anti-phlogistique.

Dans les affections scrofuleuses externes, lorsque nous ne
craignons pas l'irritation de l'estomac et des poumons, nous
ajoutons aux 64 grains d'hydriodate de potasse, 16 à 24 grains
d'iode, et nous administrons les cuillerées de cette dernière
solution dans de l'eau contenant progressivement 1, 2 à 3 gros
par pinte de sel marin gris. Nous avons obtenu, par ce moyen,
la résolution de ganglions engorgés et la cicatrisation d'ulcères
tuberculeux.

6°. Lorsque la phthisie est compliquée de catarrhe, ou purement catarrhale et que l'expectoration muqueuse épuise le
malade par son abondance, on peut habituellement la modérer en administrant le sirop balsamique de Tolu, ou mieux,
en ajoutant 5 à 6 gouttes de baume de Copahu à une demi-
cuillerée de Sirop anti-phlogistique, qu'on avale promptement à cause de la saveur désagréable de ce baume. On peut
réitérer cette prise plusieurs fois par jour, en ayant soin de
boire après chacune une tasse d'infusion pectorale édulcorée
avec le Sirop anti-phlogistique. C'est dans des circonstances
analogues qu'on administre le Sirop anti-phlogistique dans la
décoction de lichen d'Islande, qui fournit une gelée tonique.

7°. Lorsque les accès de fièvre hectique sont précédés de
frissons et accompagnés de sueurs abondantes qui épuisent
les forces, on prend quelques grains de sulfate de quinine,
ou une cuillerée à bouche de vin de quinquina au Malaga.
Les boissons édulcorées avec le Sirop anti-phlogistique em-

pêchent que ce remède ne soit trop échauffant ; il diminue généralement l'intensité des accès de fièvre et l'abondance des sueurs qui en sont la suite ; ce n'est qu'avec beaucoup de précautions, qu'on peut recourir contre ces dernières à l'acétate de plomb.

8°. L'opium rend de grands services lorsque la toux est très-fatigante et le malade privé de sommeil. Mais comme il échauffe, il convient de l'associer au Sirop anti-phlogistique ; ainsi on mêle à ce dernier un tiers ou même moitié de Sirop Diacode, et on prend une once et demie à deux onces de ce mélange dans la boisson de la nuit, ou bien on ajoute, au même poids de Sirop anti-phlogistique, 10, 15 à 20 gouttes de laudanum liquide de sydenham ou moitié seulement de laudanum de Rousseau. On peut encore y incorporer, soit un grain d'extrait gommeux d'opium, soit un demi-grain d'acétate ou de sulfate de morphine.

9°. S'il y a dévoiement, on administre l'eau de riz, de grande consoude, ou la décoction blanche édulcorée avec le Sirop anti-phlogistique, et si cela est insuffisant, on donne en même temps 1 à 2 gros de thériaque ou de diascordium.

10°. Les phthisies de cause syphilitique doivent être traitées par les préparations mercurielles les plus douces. Sous ce rapport, aucune n'égale notre *semoule* et nos *biscuits dépuratifs dulcifiés*. On doit surtout s'abstenir du *sublimé corrosif*, dont l'usage suffit pour déterminer la phthisie pulmonaire, ainsi que nombre de médecins célèbres et en dernier lieu Portal, Laennec et Pelletier de la Sarthe l'ont constaté. Dans le cas où elle succéderait à l'emploi de ce violent remède, il faudrait insister sur la diète lactée, les alimens farineux, gélatineux et albumineux, et sur l'usage d'abondantes boissons édulcorées avec le Sirop anti-phlogistique.

11°. Nous nous référons, d'ailleurs, pour ce qui concerne le régime, à ce que nous en avons dit à l'article des Moyens préservatifs, observant néanmoins que quand la fièvre hectique est très-marquée, l'alimentation doit être très-adoucissante et très-peu abondante. La diète absolue ne peut être que momentanée dans une maladie d'un aussi long cours.

Conclusion. Il est des cas où le traitement, que nous venons d'exposer, ne sera que palliatif; c'est-à-dire, qu'un certain nombre de phthisiques doit nécessairement succomber malgré les secours de l'art; mais nous ne craignons pas d'avancer qu'en le suivant avec soin, et le variant, selon les circonstances, par des moyens analogues que la prudence du médecin habituel lui suggère, beaucoup de phthisies seront prévenues; les progrès de beaucoup d'autres seront arrêtés, dès le commencement, par la résolution des tubercules crus et la cicatrisation des tubercules peu nombreux qui ont abcédé; qu'enfin la guérison aura lieu, dans quelques cas de phthisies avancées, par la cicatrisation de cavernes tuberculeuses considérables, si d'ailleurs la plus grande partie du poumon est saine ou peu affectée. Les malades doivent donc conserver de l'espoir dans toutes les périodes. Si la phthisie a été considérée comme incurable par nombre de médecins, c'est qu'ils révoquaient son existence en doute, lorsque les malades se rétablissaient après en avoir éprouvé les symptômes. Il était effectivement impossible de leur en fournir les preuves matérielles, qui, à une certainement époque, ne pouvaient être appréciées qu'après la mort; mais l'examen cadavérique et la perfection des moyens explorateurs ont, depuis, fourni des preuves de la guérison de cavernes et d'ulcérations tuberculeuses, constatées dans le premier cas par l'inspection des cicatrices pulmonaires, et dans le second, par la pectoriloquie, suivie du rétablissement. A plus forte raison, la guérison est-elle possible lorsque la maladie est moins avancée; nous en avons rapporté les preuves page 38. Elles ne peuvent être affaiblies par ce sophisme de Laennec : *Qu'on ne peut méconnaître une maladie incurable lorsque l'on voit tour à tour tenter contre elle les médicamens les plus directement opposés,* etc. , puisque la plupart des maladies curables sont dans ce cas, et que la diversité des âges, des sexes, des tempéramens, des phases, des complications, doivent en faire varier les médications. Elles peuvent donc être *directement* opposées dans la même maladie attaquant des individus différens. Ainsi le traitement n'est pas le même chez le phthisique sanguin-nerveux et chez le phthisique froid et lymphatique des vallées Alpines , où les écrouelles, le goître et le cretinisme sont endémiques. Ne posons donc pas des bornes au pouvoir de la nature , aidée des ressources de l'art : nous voyons tous les jours une partie des ganglions ou tubercules extérieurs du col se résoudre par la résorbtion de leurs parties intégrantes. Ceux du poumon , soumis aux mêmes lois , peuvent également être résorbés ; c'est par un mécanisme analogue que nous voyons disparaître des engorgemens lymphatiques des seins , des testicules, de la thyroïde, etc. (1) , qu'on s'était trop hâté de considérer comme incurables.

CARDITE PÉRICARDITE.

Pour compléter l'histoire des inflammations de poitrine, il nous faudrait consacrer un article spécial à la *Cardite* (inflammation du cœur) et à la *Péricardite* (inflammation du péricarde), membrane séreuse qui enveloppe le cœur. Mais le traitement de ces inflammations étant analogue à celui de la fluxion de poitrine , et nécessitant également les larges saignées et les boissons avec le Sirop anti-phlogistique, nous y renvoyons pour les détails, et nous dispensons ainsi de développemens que ne nous permettent par les bornes que nous nous sommes imposées dans la rédaction de ce petit ouvrage.

Nous ferons seulement remarquer que l'inflammation du cœur est infiniment plus rare que celle du péricarde, que les violentes palpitations, l'irrégularité et l'inégalité du pouls, l'anxiété et l'oppression extrêmes, les défaillances et l'altération des traits de la physionomie , manifestent la gravité du danger et la nécessité de recourir au médecin avec la plus grande promptitude.

____

(1) Corps d'apparence glanduleuse, dont l'engorgement est connu sous le nom de Goître.

PRÉCIS ANATOMIQUE

Et physiologique sur les organes de la digestion.

Le canal alimentaire a 7 ou 8 fois la longueur du corps humain; il commence à la bouche, se continue dans le gosier sous le nom de *pharinx*, puis *d'ésophage*, descend dans la poitrine et pénètre dans le ventre, où, se dilatant aussitôt considérablement, il forme un grand réservoir ressemblant à une corne-muse : c'est *l'estomac.* Au-dessous de celui-ci, il se rétrécit subitement pour constituer un anneau musculeux (*pylore*), qui est la limite de l'estomac et de *l'intestin grêle*, tube très-long, mince et étroit, recevant successivement dans sa longueur, les noms de *duodénum*, *jéjunum*, *iléon*, et aboutissant au *gros intestin*.

Le commencement de celui-ci est formé par un renflement gros et court, nommé *cæcum*, tandis que le milieu, beaucoup plus long, est désigné sous le nom de *colon*, et la fin sous celui de *rectum*. Ce dernier se termine à *l'anus*, ouverture destinée à donner issue aux excrémens, mais habituellement resserrée par un anneau contractile (*sphincter*) qui s'oppose à leur sortie continuelle. Il ne s'ouvre que lorsque leur poids et leur volume irritent le rectum, qui les expulse en se resserrant sur eux avec le concours des efforts ou contractions des muscles du ventre et de la poitrine.

Les alimens broyés par les dents sont imprégnés dans la bouche de la salive fabriquée par les glandes *parotides*, *sous-maxillaires* et *sublinguales*, dont cette cavité est entourée. Parvenus dans l'estomac, ils y subissent un commencement d'altération par l'action du *suc gastrique*, qui est en grande partie le produit de la déglutition continuelle de la salive, pendant l'intervalle des digestions. Après un séjour, plus ou moins long, selon leur nature et la force digestive de l'estomac, ils se trouvent réduits en une pâte homogène (*chyme*)

qui traverse le pylore et séjourne quelque temps dans le duodénum. Le *foie*, y verse de la bile, liquide savonneux, qui,
concurremment avec la salive fabriquée par le *pancréas*,
achève l'élaboration du chyme. Celui-ci se divise dès-lors en
deux parties dont l'une, impropre à la nutrition, *l'excrément*,
est, après 12, 18 à 24 heures, ou plus, expulsée par l'anus, et
dont l'autre, nutritive, comme crémeuse, nommée *chyle*, destinée à renouveler le sang et à réparer ses pertes continuelles,
est pompée par des vaisseaux absorbans, dits *lactés*, dont les
bouches ou racines innombrables s'ouvrent sur toute la surface interne des intestins grêles. Ce chyle passe dans le torrent général de la circulation, ainsi que les boissons qui ont été
absorbées par un mécanisme analogue, et dont une partie
seulement sert à entretenir la fluidité du sang et des humeurs. Le reste, servant de véhicule aux substances trop
animalisées devenues nuisibles à la constitution, est expulsé
par les transpirations cutanée et pulmonaire, mais surtout
par les reins, glandes secrétoires, qui les filtrent, les
séparent du sang sous le nom *d'urine*, et les déchargent dans
la vessie par deux conduits nommés *urétères*. Lorsque l'urine
est accumulée dans ce réservoir, en assez grande quantité,
pour occasionner un sentiment de gêne, il se contracte, se
resserre sur elle, et l'expulse au dehors par le canal de l'*uré-
thre*.

Les conduits ou réservoirs, destinés à l'accomplissement
de la digestion des alimens solides et des boissons, sont
formés dans le ventre par trois membranes, une extérieure
(*séreuse*), qui tapisse aussi toute la surface interne du ventre; elle est toujours humide, mince et transparente comme
une pelure d'oignon : c'est le *péritoine*. La seconde, *musculeuse*,
plus épaisse, est celle dont les contractions font circuler les
matières contenues dans la cavité des intestins; elle est intermédiaire au péritoine et à la troisième membrane, interne
ou *muqueuse*, qui fabrique les mucosités dont la présence facilite le glissement des substances alimentaires et excrémen-
titielles.

On conçoit à combien d'inflammations sont exposés des organes chargés d'une fonction aussi compliquée que celle de la digestion, et qui sont en contact continuel avec des matières étrangères, devenues quelquefois fort irritantes par leur trop grande abondance ou leur mauvaise qualité.

ESQUINANCIE ,

Angine gutturale ou inflammation de la gorge.

L'esquinancie est une inflammation de la membrane muqueuse, qui recouvre toutes les parties de l'arrière-bouche , gorge ou gosier. Elle est le plus souvent simple et de nature analogue au catarrhe ou rhume , tandis que d'autres fois elle se complique, de même que le croup , de fausse membrane *(esquinancie couenneuse ou polypeuse).* Mais si la maladie ne se prolonge pas dans le larynx, le danger est bien moins grand que dans le croup, parce que l'ampleur du gosier s'oppose à ce que la fausse membrane devienne un obstacle au passage de l'air ; ce qui prévient la suffocation.

L'inflammation peut attaquer à la fois toute l'étendue du gosier, où se voient le voile du palais et ses piliers, la luette, les amygdales et la partie supérieure du pharynx. Lorsqu'elle est bornée à quelqu'une de ces parties, elle en emprunte le nom ; ce qui constitue les esquinancies, gutturale, tonsillaire et pharyngée.

Lorsque les amygdales (agglomération de glandes muqueuses qui se trouvent de chaque côté de l'isthme du gosier) sont très-enflammées *(esquinancie tonsillaire),* leur gonflement excessif peut gêner la respiration, en obstruant complétement le passage de l'air par la bouche , et ne laissant que très-peu d'espace à celui qui pénètre par les narines.

Dans toutes ces variétés de l'esquinancie , les parties malades sont rouges, chaudes, douloureuses , gonflées ; la déglutition des alimens solides et liquides est pénible.

L'esquinancie peut se résoudre progressivement sans laisser

de traces, ou bien il se forme un abcès, ce qui arrive surtout dans les amigdales; d'autres fois les parties profondes du gosier se recouvrent de membranes couenneuses pultacées, d'apparence gangréneuse, et s'ulcèrent (*angine maligne*). Souvent alors l'esquinancie est compliquée de fièvre rouge ou scarlatine. Si la maladie prend un plus mauvais caractère, l'esquinancie devient réellement gangréneuse.

Traitement. L'esquinancie légère cède au seul usage du Sirop anti-phlogistique dans les boissons et à l'application d'un cataplasme de mie de pain tiède sous la mâchoire. Est-elle un peu plus forte, on fait précéder l'application du cataplasme de celle des sangsues à la même partie du col, en en proportionnant le nombre à l'âge et à la force du malade : six à dix de chaque côté du col, c'est-à-dire, douze à vingt conviennent au plus grand nombre des adultes. Il est convenable de prendre ensuite un bain de pieds, avec addition de farine de moutarde.

Lorsque l'esquinancie est violente, il faut de suite recourir à la saignée du bras, à celle du pied, et aux vomitifs ou purgatifs, si aucune inflammation dans le ventre ne s'oppose à leur administration; l'application d'un vésicatoire derrière le col est également utile, mais ce n'est qu'après avoir désempli les vaisseaux sanguins.

Non-seulement on prend le Sirop anti-phlogistique en boisson dans l'eau d'orge perlée, de gruau d'avoine ou de chiendent, mais on en édulcore des gargarismes faits avec l'eau de guimauve.

De plus, lorsque l'angine est couenneuse ou membraneuse, on touche les surfaces blanchâtres avec le miel rosat, animé avec l'acide muriatique ou avec de l'eau miellée fortement alumineuse. L'application de la pierre infernale, les insufflations d'alun ont été également utiles, ainsi que les gargarismes d'eau d'orge miellée avec addition de trois à quatre gouttes, par once, d'acide pyroligneux empyreumatique (vinaigre de bois non rectifié), ou de deux à trois grains de *pyrothonide concret* (acide acétique oléo-résineux, presque

neutre, obtenu par l'évaporation, à un feu doux, du *solutum*
aqueux, que l'on recueille de la combustion du ligneux, à
l'air libre.)

Inflammations de la bouche.

Elles sont très-faciles à apercevoir ; leur traitement est analogue à celui de l'esquinancie. L'excessif gonflement qui se manifeste quelquefois, lorsque la langue s'enflamme, menace de
suffocation, si on ne fait pas une saignée locale en la scarifiant
profondément d'un bout à l'autre avec la lancette ; on donne
ensuite des boissons avec le Sirop anti-phlogistique. Ce sirop
convient également dans les aphtes nombreuses et enflammées
des adultes, dans cette même maladie des enfans (muguet)
et dans l'inflammation mercurielle de la bouche ; mais ces
affections exigent, indépendamment de quelques autres soins,
qu'on recoure, aussitôt que l'inflammation est appaisée, à des
applications détersives du genre de celles conseillées précédemment dans l'angine membraneuse.

GASTRITE, *inflammation de l'estomac.*

ENTERITE, *inflammation de l'intestin grêle.*

Ces deux inflammations, souvent réunies (*gastro-entérite*),
sont habituellement déterminées par les mêmes causes, et
réclament des moyens curatifs analogues ; aussi en traiterons-
nous collectivement (1).

Leurs causes, les plus évidentes, sont l'abus des alimens
salés, poivrés, difficiles à digérer, gâtés, des pâtisseries rances,
du café, des liqueurs fortes, des purgatifs violens, et autres

---

(1) D'après le célèbre professeur Broussais, la gastro-entérite constitue l'universalité des fièvres, jusques-là considérées comme essentielles.
1°. Ce savant médecin nous paraît tenir trop peu de compte des inflammations des autres viscères, souvent plus marquées dans ces fièvres que
la gastro-entérite : par exemple, celle du cerveau dans les fièvres ma-
lignes ou ataxiques, etc. 2°. Quand il les reconnaît, il les considère

médicamens irritans, l'introduction dans l'estomac et les intestins de corps étrangers piquans, de poisons âcres et corrosifs, l'absorbtion de miasmes putrides, de divers virus, les coups sur le ventre, les inflammations d'autres organes, la colère, la chaleur extrême de l'atmosphère, sèche ou humide, le refroidissement de la surface du corps, des pieds surtout, etc.

---

trop souvent comme consécutives et s'étant développées *sympathiquement*, tandis qu'ordinairement ces inflammations multipliées ne sont pas produites l'une par l'autre; mais sont le résultat successif ou simultané d'une même cause, qu'on pourrait considérer comme surabondante. 3°Ces inflammations diverses sont trop souvent considérées comme autant de maladies qui se *compliquent*, tandis qu'elles ne sont qu'*une seule maladie* qui se fixe sur un plus ou moins grand nombre d'organes; 4°. Les écoles de Pinel et de M. Broussais, presqu'exclusivement solidistes, négligent beaucoup trop les altérations des fluides qui souvent constituent primitivement la maladie dont les inflammations ne sont, ainsi que les hémorragies nasales, cellulaires, et autres fluxions qui les accompagnent, que *l'effet secondaire*, ainsi qu'on l'observe manifestement dans la petite vérole, la rougeole, la scarlatine, le typhus des hôpitaux, la fièvre jaune, la peste, la fièvre des marais, etc., qui sont analogues aux inflammations qui résulteraient de l'injection d'une substance délétère dans les veines. La diversité des altérations primitives des fluides et la variété des miasmes étrangers, qui, y étant mêlés, les altèrent consécutivement, font que les inflammations qui en résultent, ne sont pas identiques comme cela serait si ces maladies dépendaient d'une *cause invariable* (L'IRRITATION), tandis que, selon nous, cette irritation, d'une nature souvent très-diverse, produit des effets très-différens. 5° Dans des cas mêmes moins spéciaux, l'inflammation du même organe ne présente pas dans des années diverses, c'est-à-dire sous des constitutions épidémiques différentes, la même physionomie, la même nature et les mêmes indications curatives. Or, si la gastro-entérite est *une* et de *nature invariable*, pourquoi, de l'aveu même de ceux qui lui attribuent un rôle presque exclusif, se présente-elle avec les formes variées des fièvres inflammatoire, bilieuse, muqueuse, putride, maligne, du choléra-morbus, de la fièvre jaune, etc? tandis que, si une irritation identique en est la cause, et l'inflamation de même nature, le seul phénomène important, elle devrait toujours offrir les mêmes apparences. Pourquoi ces symptômes sont-ils, au contraire, si divers? Pourquoi, considérée anatomiquement, est-

Symptômes. Si la *gastrite aiguë* est modérée, il y a seulement de chaleur interne, douleur au creux de l'estomac et à la tête, perte d'appétit, soif vive, haleine chaude, désir des boissons fraîches. La langue est plus ou moins rouge, sèche ou humide, recouverte à son milieu d'un enduit blanchâtre ; le pouls est fréquent.

Si la gastrite est intense, ces symptômes sont plus marqués, la respiration est gênée, les douleurs d'estomac se propagent dans les côtés avec sensation d'une barre en travers de la base de la poitrine. Le malade éprouve des envies de vomir, des vomissemens, des douleurs dans les membres, une chaleur âcre et brûlante à la peau, surtout vis-à-vis des parties enflammées qui sont sensibles à la pression ; le pouls est très-fréquent et peu développé.

Le désespoir, le délire, des sueurs froides, des faiblesses portées jusqu'à la défaillance et une soif inextinguible, si-

---

elle tantôt érysipélateuse, tantôt pustuleuse, aphteuse, hémorragique, glutineuse, etc.? Pourquoi, selon les observations de l'illustre Sydenham et des célèbres médecins épidémistes qui ont suivi ses traces, la thérapeutique en varie-t-elle, selon la diversité des constitutions médicales, de manière que les premiers malades de l'épidémie sont souvent victimes des tâtonnemens obligés du médecin le plus judicieux? Pourquoi? c'est parce que plusieurs cas d'inflammation d'un même organe sont souvent très-dissemblables, selon, par exemple, qu'elle résulte d'une lésion mécanique, d'une commotion morale, de l'action d'un poison végétal, âcre ou narcotique, d'un minéral corrosif, d'un venin animal, d'un virus morbifique, d'un miasme putride, végétal ou animal, d'une influence générale atmosphérique, etc. Le meilleur médecin est celui dont le tact apprécie les nuances les plus délicates des maladies et qui reconnaît combien doivent être nombreuses les exceptions aux règles générales établies par des hommes qui ont eu le mérite de découvrir des analogies jusque là inaperçues, mais qui ont eu le défaut, en les forçant, de trop simplifier et de réduire nos maladies à des groupes trop peu nombreux, que la paresse saisit avec empressement, et que la routine adopte aveuglement. Je renvoie aux autres remarques, qu'il y a 9 ans j'ai faites, sur le même sujet dans mon traité du *typhus traumatique.*

gnalent les cas les plus graves qui sont ordinairement les suites de l'empoisonnement.

Les douleurs qui accompagnent l'entérite ont leur siége vers l'ombilic; toutes choses égales, d'ailleurs, elles sont moindres que dans la gastrite, quelquefois même elles sont nulles.

Les gastrites et gastro-entérites présentent, en outre, les symptômes des inflammations des divers organes qui existent en même temps qu'elles.

A l'état aigu ou chronique, elles déterminent, selon leur intensité, leur durée et leur caractère spécial, des altérations diverses de la membrane muqueuse où elles siégent, telles que des colorations rouges, claires ou foncées, des épaississemens, amincissemens et ramollissemens; des exsudations muqueuses, glutineuses, crêmeuses, membraniformes ou sanguines, des plaques, des pustules, des ulcérations, des escarres gangréneuses, des dégénérations tuberculeuse ou squirreuse, et des perforations de toute l'épaisseur de l'estomac ou des intestins, suivies de l'épanchement de matières alimentaires, bilieuses, muqueuses ou stercorales et de l'inflammation consécutive du péritoine, etc.

TRAITEMENT.

1°. *Gastrites et entérites purement inflammatoires.*

La gastrite et l'entérite légères cédent facilement à la diète et à l'usage du Sirop anti-phlogistique dans l'eau d'orge ou de chiendent.

Si elles sont intenses, on applique des sangsues vers le creux de l'estomac ou vers le nombril, deux, trois ou quatre pour les petits enfans, selon leur âge; dix, quinze, vingt ou trente, selon la violence du mal, pour les grandes personnes chez lesquelles il peut être nécessaire de recourir à la saignée du bras.

On recouvre les parties enflammées d'un cataplasme léger de farine de lin, qu'on remplace par des flanelles imbibées d'eau de lin chaude et exprimées, ou par des onctions huileuses, si le ventre est trop sensible pour pouvoir supporter le poids d'un cataplasme. On a également recours aux lavemens d'eau de son ou d'eau de lin, huileux, et aux demi-bains, si le bain entier, où plonge toute la poitrine, gêne la respiration.

On fait usage des boissons précédemment indiquées avec le Sirop anti-phlogistique. Si, ce qui est rare et ordinairement peu durable, la susceptibilité de l'estomac est telle que toute boisson soit vomie, on calme la soif en suçant une tranche d'orange.

Dans les étés brûlans, et lorsque la soif est fort vive, on rend les boissons acidules en édulcorant avec le Sirop anti-phlogistique, l'orangeade ou la limonade cuite. Lorsque des coliques très-graves accompagnent la gastro-entérite, il faut édulcorer les boissons mucilagineuses avec un mélange de Sirop anti-phlogistique et de sirop Diacode.

2°. *Gastro-entérites saburrales.*

Si la gastrite est due à la présence d'alimens indigestes, gâtés, ou de champignons de mauvaise qualité, qui n'ont pas encore été évacués, on en sollicite l'expulsion par une eau saline émétisée (sel de Glauber ou de Sedlitz, une once ; tartre stibié, un à deux grains ; eau d'orge un litre); on en prend un verre tous les quarts-d'heure.

La gastrite et l'entérite sont, dans certains cas, accompagnées de l'accumulation dans l'estomac et les intestins, debile irritante, qui y est versée en plus grande quantité que de coutume. Encore que cette augmentation de secrétion de la bile soit plus ou moins souvent subordonnée à l'état d'excitation de l'estomac, du duodénum et du foie, le séjour d'une trop grande quantité de ce liquide devient une cause d'irritation et d'inflammation de la membrane muqueuse des intestins. Et l'expérience a démontré que cette *congestion bilieuse ou bilioso-muqueuse,* qui est annoncée par un goût amer ou rance dans la bouche, un enduit limoneux, blanchâtre ou jau-

nâtre de la langue, l'inappétence, des rôts et des envies de
vomir, disparaît souvent avec une extrême promptitude par
l'administration d'un émétique ou d'un purgatif. Mais il faut,
souvent, calmer d'abord l'irritation par une évacuation sanguine, et, *toujours*, se préparer par d'abondantes boissons re-
lâchantes, anti-phlogistiques, et des lavemens adoucissans :
c'est-à-dire, selon l'expression des anciens, *rendre la matière
mobile avant de l'expulser*. L'eau de veau ou de poulet et le
petit lait édulcoré avec le Sirop anti-phlogistique conviennent comme moyens préparatoires, et peuvent servir d'exci-
pient aux substances vomitives et purgatives, comme tartre
stibié, à petites doses très-étendues, ipécacuanha, manne,
casse, tamarins, huile d'amandes douces, sels de Glauber
ou de Sedlitz, etc., après l'action, desquels on revient aux
boissons anti-phlogistiques.

Les médecins timides craignent d'introduire dans l'estomac le moindre évacuant, comme si la prolongation du séjour
des matières bilioso-muqueuses, dont la congestion a été
pendant longtemps désignée sous le nom de *Sabbures et d'embarras gastriques*, n'irrite pas davantage la membrane muqueuse que l'action passagère des évacuans choisis parmi les
plus doux. Nous avons personnellement constaté leurs avantages, même dans les pays chauds (*midi de l'Espagne*), où il
faut cependant être plus réservé sur leur emploi, à une
époque où nous connaissions et où les médecins de Paris
ignoraient encore les judicieuses observations de M. Broussais sur l'abus qu'on faisait alors de ces moyens, abus auquel
a succédé un abandon aussi peu raisonnable (1).

____

(1) Ce n'est point une assertion vague. Nos observations sur les
avantages du tartre stibié, dans les affections évidemment saburrales
ont été faites, en 1811, sur les malades que nous fournissait le 1er ré-
giment de dragons, dont nous étions alors chirugien. Elles ont été
l'objet d'un rapport que nous fîmes à MM. Broussais et Mocquot,
médecin et chirugien principaux du 1er corps de l'armée d'Espagne,
qui avaient adressé aux chirugiens des corps une instruction dans la-

3°. Gastro-entérites spécifiques, par absorbtion de principes virulens ou de substances putrides ; TYPHUS.

Le mécanisme qui produit ces diverses inflammations est le même : c'est une matière étrangère (virus de la petite-vérole, de la rougeole, de la scarlatine, etc., ou substances animales et végétales corrompues) qui pénètre par l'absorbtion dans le torrent circulatoire, et va produire successivement ou simultanément diverses inflammations des organes. Ne pouvant les faire connaître toutes sans sortir des bornes que nous nous sommes prescrites, nous nous occuperons spécialement et succinctement de celles qui sont le résultat de la putridité, et sont connues sous le nom de TYPHUS.

Elles ont fréquemment pour causes l'usage d'eaux putréfiées, de pain, de biscuit moisis ou préparés avec des farines altérées, de viandes et de poissons corrompus ; l'absorbtion, par les pores de la peau et des poumons, de miasmes putrides, chez les individus habitant près des cloaques et des marais que les chaleurs dessèchent, près des voiries ou dans les vaisseaux, les prisons et les hôpitaux encombrés, etc.

Cette *gastro-entérite de cause putride*, fait une partie importante de l'histoire des typhus. Le *typhus de nos climats* (fièvre des prisons et des hôpitaux) n'est pas, comme l'ont avancé les disciples de l'école de Pinel, une *fièvre adynamique*, ni simplement, comme le prétendent les partisans exclusifs de l'irritation, une gastro-entérite, qui ne réclame que des applications de sangsues ; c'est une maladie putride générale

---

quelle ils attribuaient à l'émétique que ceux-ci administraient peut-être trop fréquemment, la gravité des fièvres qui, selon nous, dépendait surtout de la mauvaise alimentation à laquelle les soldats du camp de Cadix étaient soumis, et des bivouacs sur une plage maritime très-basse, auxquels étaient exposés ceux qui formaient la garnison des forts en terre, dont on avait entouré la baie de Cadix. Nos dragons, soustraits à ces influences meurtrières, n'avaient que des indispositions.

du sang qui pénètre avec lui dans l'universalité des organes, affecte immédiatement le système nerveux, et à *l'instar des narcotiques*, le stupéfie jusqu'à la léthargie, ou le stimule jusqu'au délire le plus violent, et produit souvent ces deux effets réunis (*coma-vigil*). Cette matière putride, circulant avec le sang, irrite et enflamme, ensemble ou séparément, successivement ou simultanément, un plus ou moins grand nombre des organes contenus dans la tête, la poitrine et le ventre, ou faisant partie des membres; elle excite des hémorragies, des flux bilieux, etc. Le danger dépend moins de l'étendue et de l'intensité de l'inflammation que de la nature délétère ou vénéneuse de sa cause, qui occasionne des gangrènes et, vu l'introduction d'un principe septique dans les humeurs et leur suranimalisation, rend la putréfaction si prompte après la mort. L'inflammation qui affecte, non seulement les intestins, mais ordinairement encore le cerveau et fréquemment aussi les poumons, etc., n'est dans cette maladie qu'un effet secondaire à l'introduction d'un levain putride qui devient facilement contagieux, ce qu'on observe également dans la fièvre jaune (*typhus originaire d'Amérique*), la peste (*typhus originaire d'Afrique*), le cholera-morbus, qui désole maintenant la Russie (*typhus originaire de l'Inde*), la petite-vérole (*typhus originaire de l'Arabie*), etc. Dans celle-ci, la constitution se débarrasse ostensiblement du venin morbifique à l'époque de l'éruption, mais surtout de la suppuration des pustules; elle le fait également, mais moins ostensiblement dans les autres fièvres, par cause virulente, et s'en débarrasse par les sueurs, les urines, les selles, les bubons, et autres dépôts critiques, lorsque la nature, ayant une force de résistance vitale supérieure à celle du mal, peut éliminer sa cause matérielle.

Quelque soit le traitement, ces inflammations putrides sont très-fréquemment mortelles, lorsque les malades restent entassés dans des habitations mal aérées, au milieu des miasmes qui émanent continuellement d'une multitude d'individus atteints de typhus, de dysenteries, de gangrènes, et autres maladies putrides analogues. Les moyens hygiéniques, c'est-à-dire la pureté de l'air et la propreté, sont donc indispensables.

La méthode anti-phlogistique, ne pouvant remédier à la corruption des humeurs, n'attaque pas directement ni aussi victorieusement les inflammations putrides que les légitimes. Son application *modérée* est néanmoins très-utile. Ainsi, dans la première période de ces typhus ou *période d'irritation*, les saignées générales et locales diminuent les congestions sanguines vers les viscères, à la violence desquelles les malades pourraient succomber avant d'être victimes de la putridité.

Les boissons anti-phlogistiques acidulées calment la soif et modèrent la chaleur souvent extrême.

Les médicamens que l'expérience a démontré agir le plus directement contre le virus putride, sont 1° les acides minéraux et végétaux, dont on fait des limonades qui seront mieux supportées étant édulcorées avec le Sirop anti-phlogistique, qu'à son défaut, le médecin remplace par une composition jouissant de propriétés analogues; 2° les décoctions de quinquina, quand la violence de l'irritation est appaisée. La *spécificité héroïque* de cette écorce contre les effets du miasme marécageux putride, qui occasionne les fièvres intermittentes pernicieuses, fait concevoir l'espèce de spécificité, à la vérité moins marquée, dont il jouit contre les effets des miasmes putrides qui occasionnent les fièvres continues, *lorsque toutefois on a désempli les vaisseaux et appaisé la chaleur* fébrile par les antiphlogistiques.

C'est encore dans ces typhus que, *la plus grande intensité de l'irritation étant appaisée par la saignée générale*, il convient d'évacuer par les vomitifs étendus (*en lavage*) et les laxatifs, les restes d'alimens, la bile, les mucosités et autres sabbures fétides qui, s'accumulant dans le canal intestinal, y sont résorbées et reportent de nouveau le principe délétère dans le torrent de la circulation. Ces évacuans sont, outre cela, révulsifs des congestions cérébrales ou pulmonaires (1), et produi-sent des évacuations véritablement critiques et dépuratives.

Dans toutes ces inflammations par absorbtion de virus ou de matières putrides qui déterminent des fièvres aiguës, il faut se garder d'arrêter, par des astringens surtout, les diar-rhées, sueurs, flux d'urine, et de répercuter les inflamma-tions, éruptions pétechiales, dépôts extérieurs, ou les hémor-ragies modérées, surtout lorsqu'ils se manifestent dans la 2°. période. Ce sont souvent les crises naturelles par lesquelles la nature tend à se débarrasser du venin putride ou autre qui infecte l'économie. Puisse l'énoncé d'une faute de ce genre, que nous avons commise, en épargner à d'autres de pareilles.

En 1813, un jeune soldat très-robuste était à l'hôpital mili-taire de Metz, atteint d'une petite-vérole confluente, dont cependant la marche avait été jusques-là régulière. L'ex-trême intensité de la fièvre de suppuration, nous fit lui pres-crire une forte saignée du bras. Nous trouvâmes, le lendemain, affaissées les pustules varioliques qui, avant la saignée, étaient rouges, saillantes et remplies de pus. Nous eûmes la fâcheuse persuasion que nous avions troublé la crise, l'effort excen-trique de la nature : le matière variolique au lieu d'être éva-cuée par son couloir naturel, fut résorbée, reflua vers l'inté-rieur, et le malade succomba quelques jours après cette mé-tastase purulente, si facile dans la période de *coction*.

Les gastro-entérites et autres inflammations de cause pu-tride, qui ont lieu dans le cours des typhus de nos climâts, diffèrent des inflammations franches en ce qu'*il succède à la période d'irritation* un état d'affaissement, de faiblesse ou *d'a-dynamie essentielle*, très-marquée, due, sans doute, à la na-ture délétère de la matière putride, qui a circulé dans les or-ganes et a stupéfié le système nerveux. Lorsque la *chaleur fébrile*

---

(1) Voyez-en les preuves dans les résultats de la pratique de Desault dans les commotions du cerveau et l'érysipèle de la face; dans ceux obtenus par Stoll, dans les péripneumonies bilieuses, etc.; résultats trop exaltés dans un temps, maintenant beaucoup trop dédaignée.

et la soif sont calmées, il faut recourir aux fortifians, comme
l'eau, les limonades et la décoction de quinquina *vineuses*,
c'est-à-dire à celle de ces boissons dont l'estomac s'accom-
mode le mieux. Quelques partisans exagérés de l'irritation ne
verront dans cette adynamie qu'un indice de l'augmentation
de l'entérite et de la nécessité de couvrir le ventre de sangsues.
Je répondrai 1°. que ce qui pourrait être vrai pour l'entérite,
purement inflammatoire, ne l'est point pour celle de cause
putride; 2°. que lorsque le fondateur de la doctrine de l'irritation observait le typhus aux armées, il n'a probablement
pas combattu, par les sangsues, cette période adynamique,
peu fébrile des typhus, car alors on n'en faisait point usage
dans les hôpitaux des armées; 3°. que dans *la période de débi-
lité*, dont nous venons de parler, nous avons constaté l'utilité
de ces boissons, dans divers hôpitaux militaires, sur nombre
de soldats traités par d'autres médecins ou confiés à nos
soins, et que nous en avons offert nous-mêmes un exemple
trop frappant pour le passer sous silence. Étant réduit au dernier degré de faiblesse et d'épuisement par un typhus, carac-
térisé d'abord par une extrême irritation, délire des plus
bruyans, puis dévoiement excessif, pressentiment d'une mort
prochaine dans les momens de lucidité, sentiment de froid
qui nous excitait à nous réfugier dans le lit d'un autre malade,
on nous administra, dans la troisième semaine, du vin de
Bourgogne, provenant des caves du roi d'Espagne, mais d'un
goût désagréable, vu son extrême vétusté. Nous sentîmes
aussitôt une chaleur bienfaisante, qui des entrailles se pro-
pagea jusqu'aux extrémités; nous annonçâmes à notre médecin que ce vin pur nous rappelait à la vie; ce fut, jusqu'au rétablissement, presque notre unique boisson : nous en bûmes
journellement une bouteille entière. Éloignés de toute exagération, nous ne prétendons pas qu'il doive être ainsi administré à tous les malades, mais nous ajouterons que nos observations sur l'utilité de l'eau vineuse dans la dernière période, et la convalescence de ces fièvres ont été faites sur
des centaines de malades, et que nous avons fait connaître,

5.

dans notre *Traité du typhus traumatique*, (page 450 et suivantes) les résultats-immenses obtenus, par la combinaison du transport au grand air et de l'usage du vin, chez plusieurs milliers de soldats malades évacués des hôpitaux, que ces seuls moyens, sans l'aide du plus minime médicament, ni d'une seule sangsue, ont la plupart rétablis. Mais, nous le répétons, il faut que la chaleur fébrile et la soif n'existent plus.

4°. *Gastro-entérites par empoisonnement.*

Si la gastro-entérite est produite par des poisons âcres, récemment introduits dans l'estomac, 1°. on diminue leur activité en buvant de suite abondamment du lait, de l'huile, de l'eau de gomme ou de guimauve édulcorées avec le sirop anti-phlogistique, si on en a sous la main; de l'eau pure, si on n'a pas autre chose; 2°. on excite, aussitôt que possible, le vomissement de ces matières vénéneuses en chatouillant la luette, et si cela ne suffit pas, en ajoutant aux boissons un à deux grains d'émétique. On se gardera bien d'imiter ceux qui sacrifient l'avantage de l'expulsion prompte du poison au *fantôme* de l'irritation que peut produire une boisson légèrement émétisée, insipide, qui, agissant sur le système nerveux, excite bien les contractions convulsives, moins encore de la tunique musculeuse de l'estomac que des muscles du ventre, mais ne stimule que très-peu la membrane muqueuse.

Si la gastro-entérite est due à l'ingestion d'acides minéraux, tels que l'huile de vitriol (*acide sulfurique*), l'eau-forte (*acide nitrique*), on rend les boissons précédentes savonneuses, et on fait prendre en même temps de la magnésie décarbonatée. Les boissons seront, au contraire, acidulées avec le jus de citron ou le vinaigre, si le poison est alcalin comme la *lessive des savonniers*.

S'il est mercuriel et corrosif comme une solution de *sublimé-corrosif* ou de *nitrate de mercure*, il faut avaler immédiatement une grande quantité d'albumine, c'est-à-dire de blancs d'œufs battus avec autant d'eau. C'est un antidote certain.

Après qu'on a satisfait aux indications, d'étendre le poison,
de le neutraliser chimiquement et de l'expulser au-dehors,
il faut continuer de combattre la gastro-entérite qu'il a produit par les évacuations sanguines, proportionnées aux forces,
par la diète, par les boissons adoucissantes, telles que la décoction de racine de guimauve, de semences de lin, et le lait
coupé, édulcorés avec le Sirop anti-phlogistique. Ce n'est
que progressivement qu'on donne des alimens, en choisissant
les plus doux, comme le lait, les œufs frais, les fécules, les
pruneaux cuits, le poulet, etc.

5°. *Gastro-entérite chronique.*

Elle peut être primitive; mais elle succède souvent à toutes
les précédentes, surtout si le malade se livre, pendant la convalescence, à des excès dans le régime; elle fait souvent
soupçonner quelqu'altération de la membrane muqueuse.

Elle se manifeste par des douleurs d'estomac qui augmen-
tent après le repas, pendant le travail de la digestion, s'exas-
pèrent aussi par l'usage des spiritueux, et se calment, au
contraire, par les rafraîchissans. Des idées tristes, la faiblesse,
la maigreur et un pouls fréquent, en sont l'effet habituel. Chez
les individus nerveux, elle détermine assez souvent les phénomènes variés qu'on a rassemblés sous le nom d'*Hippochondrie*.
Chez les sujets disposés aux engorgemens blancs, la gastrite
chronique peut dégénérer en squirre ou en cancer du pilore ou
de toute autre partie de l'estomac. Dans l'enfance elle en détermine, facilement, le ramollissement.

Traitement. Il faut faire une petite application de sangsues
quand l'inflammation s'exaspère, user habituellement des
boissons avec le Sirop anti-phlogistique, mais surtout faire
de l'exercice en plein air, autant que les forces le permettent,
observer une grande sobriété et préférer la diète blanche. Nous
renvoyons, pour éviter les répétitions, au régime que nous
avons recommandé dans la phthisie pulmonaire, pag. 43, §4.

Il est une période de ces gastriques chroniques où quelques

toniques deviennent utiles. Le médecin ne peut souvent apprécier que par des essais cette circonstance, qui varie comme le tempérament particulier des malades. Ce ne sont point des stimulans chauds ou diffusibles qui conviennent alors, mais des toniques moyens, comme le quinquina, la rhubarbe et l'aloès, à doses très-fractionnées.

Il n'est pas toujours facile de distinguer, au premier abord, les gastrites chroniques des difficultés de digérer ou *dispepsies*, par faiblesse, sans chaleur, ni soif, souvent avec régurgitations glaireuses, fréquentes chez les personnes âgées. Le meilleur signe distinctif, c'est que celles-ci sont soulagées par les spiritueux aromatiques et plus incommodées par les mucilagineux.

De petites prises de rhubarbe et d'aloès, ou de quinquina avec magnésie, s'il y a acidité gastrique; l'eau de Seltz, les bons vins vieux, surtout ceux d'Espagne purs ou au quinquina, pris avec modération, sont les moyens les plus convenables pour fortifier l'estomac qui partage la faiblesse générale et en est souvent le principe, à cause de l'imperfection des digestions, et par suite, de la nutrition.

DYSENTERIE, COLITE.

La dysenterie est une inflammation fixée sur la partie inférieure du canal intestinal (*gros intestin ou intestin colon*); on la désigne également, vu son siége, sous le nom de *Colite.*

La plupart des causes de l'inflammation de l'estomac et de l'intestin grêle, exposées pages 55 et 61, sont aussi celles de la dysenterie. Les plus fréquentes sont cependant une alimenration de mauvaise nature, les bivouacs sur la terre humide et le port de vêtemens mouillés auxquels les militaires en campagne se trouvent si fréquemment exposés.

La dysenterie ou *colite* simple n'est pas plus contagieuse que l'entérite simple; mais lorsqu'une multitude de dysentetiques sont renfermés dans des prisons et des hôpitaux, où les émanations animales se putrifient, elle devient putride et contagieuse comme le typhus. C'est une maladie de même nature dont le siége est plus inférieur ; le typhus et cette dysenterie putride sont même souvent réunis. En termes plus exacts, l'inflammation occupe alors tout le canal intestinal, et peut affecter encore d'autres organes importans, circonstance très-grave.

Symptômes. Douleurs dans le ventre ou coliques, ordinairement intermittentes, augmentant peu par la pression et se dirigeant vers le fondement. (Celui-ci est le siége d'un sentiment de pesanteur qui excite des efforts douloureux, souvent inutiles, pour aller à la selle) (*épreintes, tenesme*); déjections très-fréquentes, mais ordinairement peu abondantes, de mucosités glaireuses et sanguinolentes ; fièvre dont l'intensité est proportionnée à la violence de l'inflammation; elle n'existe point si celle-ci est légère. Si la *dysenterie est putride*, sentiment de faiblesse générale, très-marqué, découragement, peau terreuse, selles très-puantes, terminaison souvent fâcheuse.

Traitement. La dysenterie inflammatoire est rarement dangereuse; elle exige une diète sévère, car la présence des excrémens augmente l'irritation du colon. Les boissons adoucissantes, telles que les décoctions d'orge, de gruau, de riz ou de mie de pain, édulcorées avec le Sirop anti-phlogistique, les demi ou quarts de lavement d'eau de son, de guimauve ou de lin, huileux, l'application sur le ventre de cataplasmes de farine de lin, de flanelles imbibées de décoction de cette semence, et les onctions huileuses sont très-utiles. 10, 15 à 20 sangsues appliquées au fondement, dégorgent immédiatement les vaisseaux mésentériques et hémorroïdaux inférieurs, et sont d'une efficacité aussi prompte que manifeste; pratique que M. Broussais a, je crois, le premier établie, et dont j'ai vérifié l'efficacité.

Après l'évacuation sanguine, on calme souvent les tranchées en édulcorant une des boissons précitées avec un mélange à parties égales de Sirops anti-phlogistique et diacode. Un à deux gros de thériaque ou de diascordium, peuvent remplacer avantageusement le sirop diacode, surtout quand l'inflammation est beaucoup diminuée et tend à la chronicité.

L'ipécacuanha et la rhubarbe ne sont pas spécifiques de la dysenterie; mais les avantages qu'en ont retiré nos prédécesseurs, nous font penser que lorsque les évacuans sont nécessaires, ce sont les plus convenables dans cette affection, probablement à cause de leur propriété astringente consécutive à l'évacuation. On prévient celle-ci quand elle n'est pas utile, en les administrant à petites doses.

Un régime sobre est indispensable dans la convalescence, pour éviter les rechutes ou la prolongation de l'inflammation. Le même traitement, mais moins actif, convient à la dysenterie chronique. Le médecin appréciera les cas où la diarrhée tient plus à un relâchement des vaisseaux qu'à une véritable inflammation, et réclame par conséquent l'usage modéré des toniques astringens dont on a autrefois abusé et qu'on rejette maintenant trop exclusivement. Le simarouba, la thériaque et le diascordium ont été alors souvent efficaces.

Les considérations que nous avons émises, page 65, sur le traitement des gastro-entérites par causes putrides, sont applicables à la dysenterie de même nature ; nous y renvoyons.

COUP-D'OEIL RAPIDE

Sur les autres maladies inflammatoires, fébriles et par irritation.

Les boissons anti-phlogistiques sont utiles dans toutes les inflammations aiguës, franches, et dans un grand nombre d'inflammations chroniques.

Elles conviennent d'autant mieux dans celles du foie (*hépatite*), des reins (*néphrite*), de la vessie (*cistite*), de l'urèthre (*uréthrite*), qu'elles agissent presque localement : ainsi 1°. absorbées à la surface interne des intestins par les radicules de la veine porte, elles pénètrent directement dans le foie; 2°. en augmentant la quantité des urines, elles diminuent l'irritation que leur âcreté occasionnerait dans les reins, la vessie et l'urèthre qu'elles doivent traverser.

Les boissons anti-phlogistiques sont également utiles dans l'inflammation de la matrice (*métrite*) et dans celle du péritoine (*péritonite*). Elles ne sont pas moins nécessaires dans les inflammations du cerveau et de ses membranes (*encéphalite*, *frénésie*), dans celle des yeux (*ophthalmie aiguë*), de l'oreille interne (*otite*), de la membrane pituitaire qui revet les fosses nasales (*coryza*). Elles conviennent également dans les fièvres éruptives ou inflammations de la peau, telles que la *petite-vérole*, la *rougeole*, la *scarlatine* et *l'érysipèle*; dans le *rhumatisme* et la *goutte*, à l'état aigu, et dans la période inflammatoire des *affections syphilitiques et dartreuses*. Elles calment l'irritation et préparent les malades à recevoir sans inconvénient les remèdes dépuratifs, souvent indispensables dans ces dernières.

Elles sont indiquées dans les *hémorragies* ou pertes de sang actives, par pléthore, d'abord seules, puis associées aux astringens, ainsi que nous l'avons exposé page 28, au traitement de *l'hémoptysie*, qui est applicable à l'hémorragie de l'estomac (*hématemèse*), à celle de vessie (*hématurie*) et aux flux menstruel et hémorroïdal, immodérés, en variant toutefois le lieu des applications réfrigérantes et révulsives.

Elles conviennent également dans les *fièvres inflammatoire* et *bilieuse*, dans la période d'irritation des *fièvres muqueuse, putride* et MALIGNE (1), et dans la *fièvre hectique* pour appaiser la soif, la chaleur vive qui les accompagne, et l'inflammation qui est fixée sur un ou plusieurs des organes internes à la fois, particulièrement sur les intestins.

Les boissons anti-phlogistiques sont souvent utiles pour

---

(1) Terme à l'abri duquel les anciens médecins cachaient leur ignorance de la nature des fièvres promptement dangereuses. Bien des modernes dissimulent leur incertitude derrière l'épithète aussi vague de FIÈVRES GRAVES.

modérer l'action stimulante des anti-spasmodiques, dans les irritations nerveuses, telles que le tétanos, les convulsions des adultes et surtout des enfans, les spasmes hystériques, les névralgies, etc. Il faut alors leur associer les bains et la diète blanche, quelquefois même la saignée. C'est cette méthode qui a procuré au docteur Pomme une juste célébrité dans le traitement des maladies nerveuses.

On les administrera toujours avec avantage dans les inflammations et la fièvre traumatiques, c'est-à-dire qui surviennent à la suite de blessures, de brûlures ou des opérations chirurgicales. L'inflammation, qui se manifeste au bout de peu de jours dans ces plaies, en occasionne trop souvent d'autres dans les organes principaux. Ces inflammations secondaires auxquelles les malades peuvent succomber et celle primitive d'une grande plaie ou d'un membre dont l'os est fracturé, etc., exigent le traitement général de l'inflammation, et par conséquent l'usage des boissons anti-phlogistiques.

Sans doute, dans beaucoup de ces affections, ces boissons ne seront qu'un des moyens curatifs; il faudra, en même temps, recourir, selon les cas, à la saignée, pour désemplir les vaisseaux, aux émétiques, aux purgatifs, aux sudorifiques, aux vésicans, aux rubéfians, aux astringens, aux antiseptiques, aux calmans opiacés, etc., dont le médecin habituel approprie la prescription à chaque cas particulier (ce qui prouve la nécessité d'en appeler un, et de ne pas se traiter soi-même); mais il sera toujours avantageux de faire précéder, accompagner et suivre l'emploi de ces moyens, plus ou moins stimulans, de l'usage des boissons anti - phlogistiques, qui leur serviront de correctif. Nous assurons, en terminant, qu'on peut les préparer très-convenablement avec le Sirop anti-phlogistique, composé par M. Briant.

FIN.

TABLE.

FIN DE LA TABLE DES MATIÈRES.

AVIS DE M. BRIANT.

Je crois devoir insérer à la suite du Mémoire du docteur OLLIVIER, sur les maladies inflammatoires et sur les applications de la méthode anti-phlogistique, une partie des certificats qui m'ont été délivrés par des Médecins distingués, pour attester l'efficacité du *Sirop anti-phlogistique* de ma composition.

BRIANT,

*Pharmacien à Paris, rue Saint-Denis, n°. 154, seul proprié-
taire du Sirop anti-phlogistique, breveté du gouvernement
pour cette préparation, dont la formule a été communiquée
à l'autorité, et approuvée par la Commission chargée de son
examen, composée de MM.* Thénard, Gay-Lussac, *etc.*

Déclarations remises au Ministère, à la suite de la composition du Sirop Anti-Phlogistique.

1°. *De M.* FOUQUIER, *Professeur à la Faculté de Médecine, de Paris, membre titulaire de l'Académie royale de Médecine.*

« Cette composition me paraît appropriée à son usage et » devoir mériter la faveur des Médecins et du Public. »
Ce 29 novembre 1828.   *Signé* FOUQUIER, *Professeur.*

2°. *De M.* GUERSENT, *Professeur agrégé à la Faculté de Médecine de Paris, médecin de l'Hôpital des Enfans malades,
Membre titulaire de l'Académie royale de Médecine, etc.*

« J'ai prescrit plusieurs fois le Sirop adoucissant de M.
» BRIANT, il m'a paru remplir parfaitement l'effet qu'on doit
en attendre. »
Ce 28 novembre 1828.   *Signé* GUERSENT.

3°. *Attestation de M. le Docteur* ASSELIN, *Médecin à l'Hôtel-
Dieu.*

Les résultats avantageux que j'ai toujours obtenus de l'emploi du Sirop Anti-Phlogistique que prépare M. Briant,

Pharmacien, me portent à le recommander à toutes les personnes affectées de maladies de poitrine, soit aiguës, soit chroniques, de crachemens de sang, etc.

Je me plais à attester la bonté et l'efficacité de ce nouveau médicament, qui mérite d'acquérir la plus grande publicité, et d'être d'un usage général dans toutes les maladies inflammatoires qui affectent le poumon.

Paris, le 9 février 1826. ASSELIN, D.-M.

4°. *Certificat de M. le Docteur* DUBOIS.

Je certifie avoir retiré les plus grands avantages de l'emploi du Sirop Anti-Phlogistique de M. Briant, dans diverses affections de poitrine, dans les catarrhes chroniques de la trachée-artère, que l'on nomme vulgairemeut rhumes négligés. Par l'usage de cette préparation, j'ai obtenu des effets les plus salutaires sur plusieurs personnes affectées d'asthme, et même de phthisie pulmonaire. Parmi plusieurs exemples de guérison, je me plais à citer celui-ci.

Madame veuve Dor..., sœur d'un officier de la garde, était tourmentée d'un catarrhe pulmonaire, qui commençait à devenir alarmant; la toux, les crachats, l'amaigrissement, les digestions difficiles, l'insomnie, tout annonçait chez cette dame le commencement d'une phthisie pulmonaire. Après avoir tout employé, et sans succès, je lui conseillai le Sirop Anti-Phlogistique; quelque temps après les symptômes fâcheux diminuèrent petit à petit, la toux se calma, l'appétit revint, le sommeil reparut, et après trois mois de l'usage de ce médicament, cette dame obtint le rétablissement de sa santé.

Plusieurs guérisons de ce genre, obtenues par l'usage du Sirop Anti-Phlogistique, m'ont donné pour cette préparation une telle confiance, que je me fais un devoir de le prescrire dans toutes les maladies inflammatoires.

Ce 17 septembre. P. F. A. DUBOIS, D.-M.

5°. *Lettre de M. le* Dᵣ. WILMAR, *Médecin en chef de l'Hôpital de Mayence.*

A M. le Comte Huildenbergue.

De toutes les préparations pectorales et adoucissantes qui ont paru jusqu'à ce jour, je n'en connais point qui mérite plus de fixer l'attention des médecins praticiens que le Sirop Anti-Phlogistique de Briant, pharmacien, rue St.-Denis, n°. 154, à Paris; les effets heureux que j'en ai obtenus toutes les fois que je l'ai employé, soit dans les enrouemens, les rhumes opiniâtres, dans les inflammations du poumon, de l'estomac et du canal intestinal, m'engagent à vous recommander de faire provision de ce médicament, qui m'a constamment réussi, et que je considère comme le plus propre à combattre toutes les maladies inflammatoires qui pourraient vous survenir dans le voyage que vous allez entreprendre.

Agréez, M. le Comte, l'assurance de la haute considération, etc.   WILMAR, D.-M.

6°. *Certificat de M. MOUILLET, Docteur à la Faculté de Paris, Médecin du Bureau de Charité du 6°arrondissement.*

Je soussigné, Docteur en médecine de la Faculté de Paris, certifie que j'ai souvent conseillé l'usage du Sirop Anti-Phlogistique de M. Briant dans les affections inflammatoires de la poitrine, et qu'il a toujours comblé mon attente.

Paris, le 1er. décembre 1826.   MOUILLET, D.-M.

7°. *Déclaration de M. le Docteur TEISSEIRE DE St.-MARC, Médecin de la Société de l'Asile royal de la Providence.*

Je déclare avoir employé souvent le Sirop Anti-Phlogistique de M. Briant dans diverses affections très-graves; il m'a procuré toujours des résultats très-satisfaisans. Je citerai :

Mademoiselle Dequew..., demeurant rue Quincampoix, âgée de trente ans, affectée depuis dix ans d'un catarrhe chronique, suite de rhumes négligés. Après avoir employé tous les secours qu'indique la médecine, éprouvant continuellement des douleurs dans la poitrine, de l'insomnie, et une très-grande difficulté à digérer, mêmes les alimens les plus légers et de plus facile digestion, quelque temps après l'usage du Sirop Anti-Phlogistique que je prescrivis, les douleurs de poitrine se sont calmées, et tous les symtômes qui annonçaient une phthisie pulmonaire prochaine ont disparu graduellement, et maintenant mademoiselle Dequev.... est entièrement rétablie et jouit d'une parfaite santé.

Je pourrais donner d'autres témoignages de l'utilité de ce Sirop, dans les gastrites et gastro-entérites, ainsi que dans les inflammations de la matrice et autres accidens qui surviennent aux femmes en couche. Dans le traitement des ces diverses maladies, par ce médicament, j'ai été un grand nombre de fois témoin des plus heureux résultats.

16 juin 1826.   TEISSEIRE DE St.-MARC, D.-M.

8°. *Certificat de M. GANDOL, Docteur en Médecine de la Faculté de Paris, Membre de plusieurs Société savantes.*

Je soussigné, docteur en médecine, etc., certifie avoir employé fréquemment le sirop Anti-Phlogistique de M. Briant,

dans plusieurs affections catarrhales, toux violentes, etc.,
dues à une irritation vive de la poitrine, et dans diverses maladies inflammatoires qui affectent cet organe; joint à un
traitement approprié, j'en ai toujours obtenu les plus heureux effets.

Paris, le 9 décembre 1826.   GANDOL, D.-M.-P.

9°. *Certificat de* M. LALOURCEY, *Docteur en Médecine,
Médecin de l'État civil du 6ᵉ Arrondissement de Paris.*

Je soussigné, Docteur en Médecine de la Faculté de Paris,
Médecin attaché au 6°. arrondissement, certifie avoir employé
avec avantage le Sirop Anti-Phlogistique de M. Briant, dans
les affections catarrhales chroniques; j'atteste en outre que
M. Briant a eu la bienveillance de mettre à ma disposition
plusieurs bouteilles de ce Sirop, que j'ai employées pour les
indigens atteints d'affections catarrhales, ordinairement opiniâtres par le défaut de soins hygiéniques, et que j'ai constamment réussi à leur procurer un soulagement marqué.

Paris, le 14 décembre 1826.   LALOURCEY, D.-M.

10°. *Lettre de* M. LANTHOIS, *Docteur en Médecine de la Faculté de Montpellier.*

La préparation heureuse du Sirop Anti-Phlogistique, faite
par M. Briant, m'étant connnue, je l'ai employée avec le
plus grand succès dans les irritations de la poitrine, les crachemens de sang, les toux opiniâtres et convulsives, comme
la coqueluche, etc. Dans toutes les affections pulmonaires,
l'usage de ce Sirop a surpassé mes espérances; je l'ai toujours
administré avec les plus heureux résultats dans les affections
aiguës de l'estomac, dans les inflammations du péritoine,
de la matrice, ainsi que dans les inflammations cutanées en
général.

Je donne avec plaisir ce témoignage authentique et public
à M. Briant, persuadé que le Sirop Anti-Phlogistique peut
rendre beaucoup de services à l'humanité.

Paris, le 14 juillet 1826.   LANTHOIS.

11°. *Certificat de* M. *le Comte* DE BELISLE.

Je certifie avoir employé, d'après le conseil du Docteur
LAENNEC, professeur à la Faculté de Médecine de Paris, le
Sirop Anti-Phlogistique de M. Briant, dans une affection
catarrhale qui me tourmentait depuis longtemps. C'est avec
plaisir que je me plais à parler du bien que j'ai éprouvé de

cette préparation, qui, dans plusieurs rhumes et divers enrouemens, m'a toujours procuré le plus grand soulagement.
Paris, le 15 août 1826.   A. DE BELISLE.

12°. *Certificat de M.* SAINT, *Chef au Ministère des finances.*

Je certifie avoir employé avec le plus heureux succès le
Sirop Anti-Phlogistique de M. Briant, dans un rhume opi-
niâtre avec toux des plus violentes; l'usage de ce médicament m'a procuré en très peu de temps beaucoup d'adou-
cissement, et a fait disparaître entièrement l'irritation de
poitrine dont j'étais affecté. J'en donne avec satisfaction le
témoignage, et avec d'autant plus de plaisir qu'en ce moment
je suis témoin du bien inespéré qu'éprouve M. Boucaud, un
des principaux employés de mon bureau, affecté de plusieurs
années d'un asthme des plus violens avec douleurs de poitrine, qui le forçaient souvent à interrompre ses occupations.
Après avoir employé une foule de remèdes indiqués par
plusieurs médecins, le Sirop Anti-Phlogistique seul a fait
éprouver un soulagement des plus prononcé : les effets de ce
Sirop lui ont été si salutaires, qu'il peut maintenant respirer
à son aise et vaquer à ses travaux.
Paris, le 2 novembre 1826.   A. SAINT.

13°. *Note de M. le Baron* GAUGUELATZ, *Lieutenant-général,*
administrateur des Invalides.

J'ai été plusieurs fois fortement enrhumé; le sirop Anti-
Phlogistique de Briant m'a toujours promptement guéri.
Paris, le 20 Novembre 1826.   GAUGUELATZ.

14°. *Déclaration de M.* VIÉ-BEAUCHÈNE.

Affecté depuis longtemps d'un rhume avec toux continuelle,
j'ai fait usage sans succès de plusieurs boissons adoucissantes,
loochs et sirops divers; le Sirop Anti-Phlogistique seul, de
Briant, a fait disparaître en peu de temps l'irritation de poitrine qui m'obligeait souvent à garder un repos absolu.

Nota. Le SIROP ANTI-PHLOGISTIQUE ne se trouve à
Paris, que chez l'Auteur BRIANT, Pharmacien, *rue Saint-*
Denis, n° 154, *en face celle de la Chanvrerie.*
Chaque bouteille doit être accompagnée de l'instruction
sur la manière d'en faire usage, signée et portant l'empreinte
du cachet de la bouteille.

Liste de MM. les Pharmaciens chez lesquels on peut se procurer cet ouvrage et autres du Docteur OLLIVIER.

Abbeville, Perrochaud.
Aigre, Ingrand.
Aix, Icard.
Albert, Wallet-Petit.
Alby, Vareilles.
Amboise, Breard.
Amiens, Cheron.
Angers, Ollivier.
Angoulême, Hillairet.
Annonay, Dufour.
Apt, Seymard.
Arcis-s.-Aube, Gossement
Argentan, Prempain.
Argentat, Eyrolles.
Argenton, Victor-Pépin.
Argent.-Chât. Montaut, m
Arras, Lemaire.
Attichi, Grehan.
Aubigny, Boullier.
Aubusson { Pépin je. / Delavallade.
Auch, Boubée.
Autun, Bonnet.
Auxerre, Boudard.
Auxonne, Gastinel.
Avignon, Vigier.
Avranches, Anger.
Bapaume, Dubois.
Barbezieux, Bassuit.
Bar-le-Duc, Brocard-P.
Bavay, Rousseau.
Bayeux, Lequesne.
Bayonne, Lebeuf.
Beaugé, Gasnier.
Beaujeu, Forest-Thion.
Beaumont-le-R. Germain.
Beaune, Barberet.
Beaupreau, Davesne, mar.
Beauvais, Daniel.
Belfort, Parisot.
Bellac, Brisset.
Belleville, Giroux.
Bergerac, Laroche.
Bernay, Pelvey.
Besançon, Beautbias.
Beziers, Epinas, limonad.
Blamont, Lesein.
Blanc (le), Courtin.
Blois, Rossignol.
Bordeaux, Dida, Fossés de l'Intendance, n°. 56.
Bouchain, Dupont.
Boulogne, Seux.
Bourbon-Vendée, Pertuzé
Bourbonné-les-Ba. Bézu.
Bourg-en-Bresse Martinet
Bourges,
Bourmont. Bézu.
Brest, Freslon.
Briançon, Turin.

Brignolles, Vian.
Brioude, Héraud.
Brives, Lacroix.
Caen, Clément, droguiste.
Cahors, Baldy.
Cambrai, Boileux.
Carentan, Mallet.
Carpentras, Fabre Louis,
Castres, Labatut.
Caumont, Goubo.
Châlons-s.-S^e., Boissenot.
Charleville, Cassan.
Charolles, Bert.
Chartres, Pomarel.
Châteauroux, Reuilly.
Châteauneuf, Jahan-Geof.
Château-Thierry, Ridel.
Châtellerault, Deniau.
Châtillon-s.-S. Goutard.
Châtre (la), Legros.
Chaumont, Regnard.
Chaumont, Benard.
Chauny, Lacoeuilhe.
Chefboutonne, Morisson.
Cherbourg, Godefroy.
Chollet, Cathernault.
Civray, Brou-Duclaud.
Clamecy, Hébert.
Clermont(Meuse), Gauvin
Clermond-Fer Aubergier.
Cluny, Blanc.
Cognac, Thaumur.
Colmar, Duchampt.
Colombey, Francois.
Commercy, Laforest.
Compiègne, Simon.
Condom, Manas.
Confolens, Longeville.
Cosnes, Marchand.
Coulommiers, Parizot.
Courville, Laville.
Coutances. Piton.
Cusset, Reignier.
Darnetal, A. Lesguillez.
Dax, Meyrac.
Dieuze, Pistorius.
Digne, Hugues.
Dijon, Boisseau.
Dinan, Robert.
Dol, Lepeltier.
Domfront, Leroy-Lanj.
Douay, Depoutre.
Doullens, Liermant.
Draguignan, Dupré, pl.R.
Dreux, Anthoine.
Dunkerque, Stival.
Dun-le-Roi, Bidault.
Ecouché, Ozenne.
Embrun, Motte.
Epernay, Leclert.

Epernon, Livet.
Epinal, Pierson.
Espalion, Ricard.
Etain, Marie.
Etampes, Pelletier.
Evreux, Brunet.
Falaise, Alliot.
Ferté-Macé.
Flèche(la), Moreau, r. Bas,
Flers, Murie.
Fontainebleau, Dulis.
Fontenay-le-C Audonnet
Formerie, Audibert.
Fougères, Heude.
Fréjus, Agarra.
Gacé, Forcinal.
Ganges, Durand.
Gannat, Mirlavaud.
Gisors, Saunier.
Givet, Dromart.
Gournay, Levasseur.
Granville, Orange.
Grasse, Mero.
Graulhet, Facieu.
Gray, Pignant.
Grenoble { Ricard. / Camin, of. retr.
Gueret, Bonnafoux, nég.
Guingamp, Vadel.
Guise, Claro.
Haguenau, Delapotherie, à la poste.
Ham, Acar.
Hâvre (le) Platel.
Hâvre, Langlois.
Hesdin, Willame.
Honfleur, Faroult.
Isigny, Senot.
Isle (l') Grenet.
Issoire, Rivière.
Joigny, Benoist.
Jonsac, Rullier.
Jussey, Guyot,
La Fère, Flavignon.
Lamballe, Bataille.
Langres, Thevenot.
Lannion, Darnal.
Laon, Vaudin.
Larochefoucaut, Dulignon
La Rochelle, Corrivean.
Laval, Heudier.
Lavit-de-Lom. Vignaux.
Liesse, Morel-Claro.
Lihons-en-Sant., Lefèvre.
Lille, Trepiez.
Lilliers, Dudot (Poste).
Limoges, Malaud, aîné.
Limoux, Ay.
Lisieux, Marguerie.
Longwy, Vanièrre, confis.

Lons-le-Saulnier, Royet.
Lorient, Lehérisse.
Lorquin, Lhuillier.
Loudeac, Boury.
Loudun, Poirier.
Luc, Votrain.
Luçon, Landriau-Brunet.
Lunéville, Delcominet.
Luxeuil, Drahon.
Lyon, Vernet, place des Terreaux, entrep.
Mâcon, Lacroix.
Magny, Coutil.
Malestroit, Fablet.
Mamers, Hupier.
Manheules, Miroille.
Manosque, Caramel.
Mans(Le),Leroy(Martin)
Marans, Claudot.
Marennes, Noury.
Marseille, Roustan.
Maubeuge, Courtin.
Meaux, Lugan.
Melun, Lecointe.
Menil-Amelot, Sénéchal.
Meru, Graux.
Metz, François.
Milhau, Ve. Ramondenc.
Mirecourt, Pommier.
Moissac, Lemboulas.
Moncontour, Frouin.
Montmirail, Sarrazin.
Montdidier, Besse.
Montargis,Jahan-Brucy.
Montauban, Martrès.
Montmorillon, Belleoux.
Montpellier, Bories, méd.
Montrejeau, Larrieu.
Montpezat,Levastre, méd
Morlaix, Danet.
Mortagne, J. Laurent.
Moulins, Barthelon.
Moulins (N). Montillot.
Mulhausen, Claude.
Nancy, Demange.
Nantes, Hetru.
Nesle, Desmarquet.
Nevers, Boudinet.
Neufchâteau, Girardin.
Niort,Frogé,rue du Rabot
Nismes, Ducrot.
Nogent-s.-S., Mathieu.
Nomeny, Vanesson.
Nontron, Desmons-Fonh.
Nouvion, Moret-Claro.
Noyon,Huet.
Oloron, Puissan.
Orange, Tardieu.
Orange, Tardieu.
Orléans,Saladin.
Orthez, Maignes.
Paimpol, Perrin.
Périgueux,Fauconney fils
Péronne, Louvet.

Perpignan, Ferrer.
Pezenas, Cassan.
Phalsbourg, Harvich.
Ploërmel, Danet.
Plombières, Bezu.
Poitiers, Chandor.
Pontarlier, Rolland.
Pont-à-Mousson, Salle.
Pont-Ste.-Max., Marin.
Pouilly, Gallois.
Privas, Vergnes.
Puy (Le), Tardy.
Quimper, Romieux.
Quintin, Mahé.
Ramberviller,Thouvenin.
Raon - l'Étape, Marchal.
Realmont, Rahoux.
Rennes, Beauce.
Ressons, Guignard.
Rethel, Richard.
Remiremont, Resal.
Rheims, Jolicœur.
Rhodez, Raymond.
Riom, Barse.
Rive-de-Gier, Guyot.
Roanne, Labor.
Rochefort, Ayrault.
Rocroy, Sohet.
Romagne-s-les-c., Michel.
Romorantin, Buzelin.
Roubaix, Piscart.
Rouen, { Leprevost. Beauclair, boulev. Cauchoise
Roye, Coulon.
Ruffec, Lapeyre.
Sablé, Enjubault.
Sables-d'Olonne, Roy.
Saintes, Chappare.
Salmiech p.RhodezFabre.
Salon, Moutin.
Sancerre, Boyron.
Sarlat, Ressès.
Sarrebourg, Mariatte.
Saumur, Guitet.
Saverne, Bauman.
Sedan, Bourguignon.
Seaulieu, Vezin.
Senlis, Tourneur, ép.
Sens, Gaudichon.
Sezanne, Jolly.
Soissons, Fournier.
St.-Affrique, Vernhet.
St.-Amand, J. Liermain.
St.-Amand-M.-R., Petit.
St.-Benoist du Sault, Be-
tholaud, prop.
St-.Brieux, Ferrary.
St.-Chamond, Berlios, fr.
St.-Claude, Gaillard.
St.-Dié, Noël.
St.-Dizier, Formey.
St.-Fargeau, Masson.
St.-Etienne, Couturier

St.-Florentin, Espinas.
St.-Flour, Dupuy.
Ste.-FoixlaG.Duverdier.
St.-Gaudens, Conte.
St.-Germain, Perrache.
St.-Gilles, Ve. Plivard.
St.-Hilaire, Delaroche.
St.-Lô, Doray.
St.-Malo, Béatrix.
St.-Marcellin, Lombard.
Ste.-Ménéhould, Frotté.
St.-Omer, Tavernier.
St.-Pol, Ricouart-Leva.
St.-Pourçain, Meunier.
St.-Quentin, Lebret.
St.-Remy, Raymond fils.
St-Sauv-le-Vic.,Thézard.
Stenay, Viller.
Strasbourg, Scaeffer, chi-
rurgien, place St.-Pierre.
Tarare, Turin.
Tarascon, Riffard-Monge.
Tarbes, Sarrazin.
Thorigny, Delaunay.
Thiers, Duffraisse.
Thisy, Brigaud.
Thiviers, Sarlandie.
Tinchebray, Miclar.
Tonnerre, Roy.
Toul, Moineville.
Toulon, Meric.
Toulouse, Vidal.
Tourcoing, Dereusme.
Tournus, Munier.
Tours, Dubreuil-Frich.
Trappes, Lamyot.
Treguier, Aldebert.
Troyes, Grosdemange.
Tulle, Ludière.
Urville, Denogent.
Uzerches, Eyssartier.
Vailly, Menot.
Valancai,Dalbet-Ledoux
Valence, Accarie.
Valencienn. Vandenouck
Valognes, Fafin.
Vannes, Jouanguy.
Vaucouleurs, Lescuyer.
Verdun, Neucourt.
Vernon, Mazurier.
Versailles, Gouet, rue de
la Paroisse.
Veselize, Mienel.
Vesoul, Richelet.
Vic, Leclercq.
Vienne, Guérin.
Vierzon, Escallier.
Villedieu, Loyer.
Villefranche Rh Burnier.
Villeneuve-d'Agen,Bezin
Villers-Coterets, Moret.
Vimoutiers, Masselin.
Vire, Seigneur.
Vitry-le-Français,Henri.

LISTE

DE MM. LES PHARMACIENS

Chez lesquels on peut se procurer cet ouvrage.

Abbeville, Perrochaud.
Agen, Roullies.
Aigle (l') Lubin -Thorel
Aigre, Ingrand .
Aigueperse, Roche.
Aix, Icard.
Albert, Wallet-Petit.
Alby, Vareilles.
Ambert, Clavel.
Amboise, Breard.
Amiens, Chéron.
Amplepuis, Arduin.
Anet, Louvrier.
Angers, Ollivier.
Angoulême, Hillairet.
Annonay, Dufour.
Antibes, Riouffe.
Apt, Seymard.
Arcis-s-Aube, Gossemont.
Ars - sur-Mozelle, Wey-
     taud , Médecin.
Argentan, Prempain.
Argentat, Eyrolles.
Argentière (l') Amblard.
Argenton, Victor-Pépin.
Argent.-Chât. Montaut, m
Arles, Janon.
Arras, Lemaire.
Attichi, Grehan.
Aubagne, Menard.
Aubigny, Boullier.
Aubenas, Maurin.
Aubusson { Pépin j^e.
          { Delavallade.
Auch, Boubée.
Auch, Barthélemy.
Aurignac, Nadau.
Autun, Bonnet.
Auxerre, Belin.
Auxonne. De Villebichot
Auzon, Valets , chirurg.
Avignon, Vigier.
Avranches, Millet.
Ay, Moreau.
Baignes, Entier.
Balleroy, Salles.
Bapaume , Dubois.

Barbezieux, Bassuit.
Barcelonette, Donnadieu.
Bar-le-Duc, Brocard-P.
Bavay, Rousseau.
Bayeux, Lequesne.
Bayonne, Lebeuf.
Bazas, Touchard.
Beaufort, Allain.
Beaugé, Gasnier.
Beaujeu, Forest-Thion, ép
Beaumont-le-R. Germain.
Beaune, Barberet.
Beaupreau, Davesne, mar.
Beauvais, Daniel.
Bedarieux, Ludrant.
Belfort, Parisot.
Bellac, Brisset.
Belleville, Giroux.
Belley, Martin.
Bergerac, Laroche.
Bernay, Pelvey.
Besançon, Beauthias.
Belle-Isle, Doitteau.
Beziers, Epinas, limonad.
Blamont, Lesein.
Blanc (le), Courtin.
Blois, Rossignol.
Bonnetable, Bardin.
Bordeaux, Dida, Fossés de
     l'Intendance, n°. 56.
Bouchain, Dupont.
Boulogne, Seux.
Bouloigne, Pelleport.
Bourbon-Vendée, Pertuzé
Bourbonne-les-Ba. Bézu.
Bourg-en-Bresse Martinet
Bourges, Nourissé.
Bourg St.-Andéol, Mure.
Bourmont. Bézu.
Bressuire, Berthelot.
Brest, Freslon.
Brie, Ract.
Briançon, Turin.
Brignolles, Vian.
Brioude, Héraud.
Rriquebec, Ledurdinier.
Brives, Lacroix.

Caen, Clément, droguiste·
Cahors, Baldy.
Cambrai, Boileux.
Cannes, Gauthier.
Carentan, Mallet.
Carouge, Poirier.
Carpentras, Fabre Louis.
Castillon, Andren.
Castres, Labatut.
Caumont, Goubot.
Cayenne, Chevalier, phar.
Chalans, Bonnet.
Châlons-s.-S^e., Boissenot.
Charleville, Cassan.
Charolles, Bert.
Chartres, Pomarel.
Château-Gonthier, Homo
     (Sophie) M^{de}.
Châteauroux, Reuilly.
Châteauneuf, Jaban-Geof.
Château-Salins, Blandin.
Château-Thierry, Ridel.
Château-Vil., Jacquinot.
Châtellerault, Deniau.
Châtillon-s.-S. Goutard.
Chaumont, { Regnard.
          { Oise. Bénard
Chauny, Lacoeuilhe.
Chefboutonne, Morisson.
Cherbourg, Godefroy.
Chinon, Thibaut Moriceau
Chollet, Cathernault.
Cierp, Verdalle.
Civray, Bron-Duclaud.
Clairac, Arthaud.
Clamecy, Hébert.
Clermont (Hérault) Poujol
Clermont (Meuse), Gauvin
Clermont (Oise) Thévenin.
Clermont-Fer Aubergier.
Cognac, Thaumur.
Colmar, Duchampt.
Colombey, François.
Commercy, Laforest.
Compiègne, Simon.
Condom, Manas.
Confolens, Longeville

Cosnes, Sayet.
Coulommiers, Parizot.
Courville, Laville.
Coutances, Piton.
Cusset, Reignier.
Dammartin, Plet.
Darnetal, A. Lesguillez.
Dax, Meyrac.
Decise, Évrard.
Dieuze, Pistorius.
Digne, Hugues.
Dijon, Boisseau.
Dinan, Robert.
Domfront, Leroy-Lanj.
Donjon, Bouvier,
Douay, Depoutre.
Doullens, Liermant.
Draguignan, Dupré, pl. R.
Dreux, Livet.
Dunkerque, Stival.
Dun-le-Roi, Bidault.
Ecommoy, Peron.
Ecouché, Ozenne.
Egreville, Delacour.
Embrun, Motte.
Epernay, Leclert.
Epinal, Géorgé.
Espalion, Ricard.
Etain, Marie.
Etampes, Pelletier.
Evreux, Brunet.
Falaise, Alliot.
Ferté-Macé, Mogis.
Ferté (la) s. Jou. Gratiot.
Flèche(la),Moreau,r. Bas'
Flers, Murie.
Fontainebleau, Ragon.
Fontenay-le-C.Audonnet
Formerie, Audibert.
Forcalquier, Besson.
Fougères, Heude.
Fréjus, Agarra.
Fresnay-le-Vic, Hamard.
Frévent, Ve. Samier.
Frontignan, Argelliès.
Figeac, Bladou.
Gacé, Forcinal.
Ganges, Durand.
Gannat, Mirlavaud.
Gap, Astreoud.
Gex, à l'hospice.
Gisors, Saunier.
Givet, Dromart.
Givors, Champin.
Gournay, Levasseur.
Granville, Orange.
Grasse, Mero.
Graulhet, Facieu.
Gray, Pignant.

Grenoble, Ricard.
Grenoble, Plana, père et fil
Guéret, Bonnafoux, neg.
Guerande, Parmentier.
Guingamp, Vadet.
Guignes, Bigos, Vétérinre
Guise, Claro.
Gy, Paris
Haguenau, Delapotherie, à la poste
Ham, Acar.
Hâvre (le) Platel.
Hâvre, Langlois.
Herbiers (aux) Blanchet.
Hesdin, Willame.
Honfleur, Faroult.
Isigny, Senot.
Isle (l') Granet.
Isle-en-Dodon,Se-Marie.
Issoire, Rivière.
Issoudun, Dargier Bergeron.
Joigny, Benoist.
Joinville, Lefevre.
Jonsac, Rullier.
Jussey, Guyot,
La Fère, Flavignon.
Lainville, Maison, méd.
Lamarche, Drouet.
Lamballe, Bataille.
Langres, Thevenot.
Lannion, Darnal.
Laon, Vaudin.
Larochefoucaut,Dulignon
Lapalisse, Tabardin.
La Rochelle, Corrivean.
Laval, Martel.
Lavaur, Lasserre.
Lavit-de-Lom. Vignaux.
Lectour, Doat.
Libourne, Besson.
Liesse, Morel-Clarc.
Lihons-en-Sant., Lefèvre.
Lille, Trepiez frères.
Lille, f. Bethune, Dubus.
Lilliers, Dudot (Poste).
Limoges, Malaud, aicd.
Limoux, Ay.
Lisieux, Marguerie.
Littry, Loynel.
Lodève, Bernadou.
Longny, Belcour.
Longuyon, Claude.
Longwy, Peridon.
Lons-le-Saulnier, Royet.
Lorient, Lehérisse.
Lorquin, Lhuillier.
Loudeac, Boury.
Loudun, Poirier.

Luc, Votrain.
Luçon, Landriau-Brunet.
Lunel, Valory-Menard.
Lunéville, Jolly.
Lussac, Salis.
Luxeuil, Michel.
Lyon, Vernet; place des Terreaux, entrep.
Mâcon, Lacroix.
Magny, Coutil.
Malestroit, Fablet.
Mamers, Hupier.
Manheules, Miroille.
Manosque, Caramel.
Mans(Le),Leroy(Martin)
Marans, Claudot.
Maringues, Gerzat.
Mareuil, Brandicourt.
Mareuil (Vendée), Bertrand, Ép.
Marennes, Noury.
Marseille, Roustan.
Martel, Vergnes.
Maubeuge, Courtin.
Mayenne, Denise.
Mazamet, Poitevin.
Meaux, Lugan.
Melun, Lecointe
Menil-Amelot, Senechal.
Meru, Graux.
Merleraut, Butel.
Metz, François.
Milhau, Ve. Ramondenc.
Mirecourt, Pommier.
Moissac, Lemboulas.
Moncontour, Frouin.
Montmirail, Sarrazin.
Montdidier, Besse.
Montargis,Jahan-Brucy.
Montauban, Martrès.
Montcenis,Verneau-Lambert.
Montebourg, Caruel.
Montluçon, Georges.
Montmorillon, Belleoux.
Montpellier, Bories, méd.
Montpezat,Levastre, méd
Montrejeau, Larrieu...
Montreuil-sur-mer, Bruguez Jacquet.
Montrichard, Fesneau-Petibeau.
Moras, Bernaud.
Morlaix, Danet.
Morteau, Beauquin.
Mortagne, J. Laurent..
Moulins, Barthelon.
Moulins (N). Montillot.
Mulhausen, Claude.

Villedieu, Loyer.
Villefranche Rh. Voituret
Villeneuve-d'Agen, Bezin
Villeneuve-d-B, Delhoste

Villers-Coterets, Moret.
Vimoutiers, Masselin.
Vire, Latouche.
Vitry-le-Franç, Pillotet.

Vizille, Mienet.
Wassy, Suchard.

DÉPOTS A L'ÉTRANGER.

Ajaccio (Corse). JALLIOT.
Alexandrie(Ital). BASILIO.
Amsterdam ..... MASSIGNAC.
Anvers (Belgique) VANDEVELDE.
Ath (Belgique). DUBOIS.
Beaumont (Belg). WANTY.
Binche (Belgique) CASSAIGNE.
Bruxelles........ J. ROUTS, confis.
Cayenne .... Chevalier.
Fort-Royal(Mar.) ACHARD.
Guadeloupe..... LOZIER-JOYEUX
et NAPIAS.

Leuze (Belgique) DEWITTE.
Mons........... PUTSAGE.
Namur.......... LOUYS.
Nice............ MACCARY.
Porentruy....... VALENCE.
Tournay........ CARETTE.
St-Sébastien (*Esp*) DIEGO ZASTORZA.
St.-Pierre (Mar) CARBONÈRES.
Smyrne .... J. BONHOMME fils,
Négociant.

Nota. Les personnes qui, ne se trouvant point à la portée d'un dépôt, veulent se procurer les médicamens d'autre part, le font en adressant leurs demandes, *franches de port*, à M. BRIANT, qui les remplit immédiatement. Quant au paiement, on l'effectue au moyen d'un mandat sur la poste, joint à la lettre de demande.

Chaque bouteille est accompagnée du *Prospectus* signé, et portant l'empreinte du cachet de la bouteille.

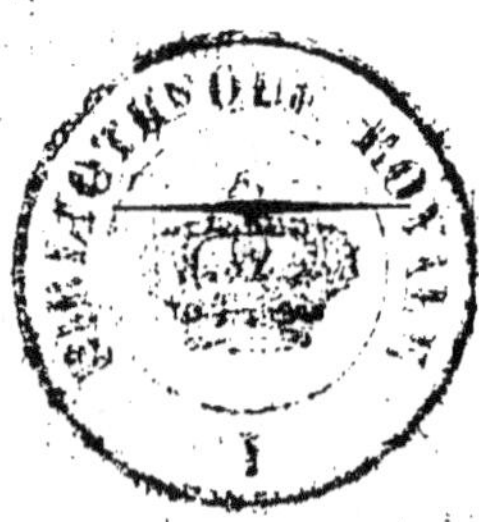

AUTRES OUVRAGES DU MÊME AUTEUR.

1° ART DE GUÉRIR LES MALADIES SYPHILITIQUES,
mis à la portée des gens du monde; Mémoire contenant 1°.
le tableau général de ces maladies, l'exposition de leurs symptômes particuliers et des soins qu'ils exigent; 2°. le parallèle
des traitemens les plus usités et l'appréciation de leur valeur
respective; 3°. un précis sur l'administration de la SEMOULE et
des BISCUITS DÉPURATIFS DULCIFIÉS, approuvés par l'Académie
royale de Médecine. In-8°.; prix: 2 fr. et 2 fr. 5o c., franc
de port.

Il résulte des expériences chimiques et médicales, faites
avec succès, pendant quatre ans, par une commission de
l'Académie royale de Médecine, « que les BISCUITS DU Dʳ OLLI-
VIER *offrent un médicament d'une composition constante, et d'une
préparation aussi parfaite que possible.*

Les épreuves faites dans un hospice de Paris, sur 46 malades des deux sexes, dont sept dans la plus tendre enfance,
et d'autres offrant la complication de grossesse, de crachement de sang, de scorbut, *d'éléphantiasis*, etc. ; tous grave-
ment affectés de symptômes syphilitiques les plus variés,
ont offert des résultats si favorables, que les six membres de
la commission médico-expérimentale, déléguée par l'Académie royale de Médecine, pour constater l'effet de l'administration des Biscuits, ont, à l'unanimité, émis cette conclusion, adoptée par l'Académie. « *Que ces médicamens con-*
» *viennent également d tous les âges, d tous les tempéramens,*
» *même aux enfans qu'on allaite, aux nourrices, aux femmes*
» *enceintes, aux hémoptysiques, en un mot, à toutes les constitu-*
» *tions délicates, qui ne peuvent supporter le sublimé, et chez les-*
» *quelles le mercure doux, insoluble, est si souvent inefficace ; que*
» *par conséquent, ces nouveaux médicamens réunissent des avanta-*
» *ges qu'on ne trouve pas dans les autres, et qu'ils peuvent rendre*
» *de grands services d l'humanité.* »

Ces biscuits ont une saveur fort agréable et se conservent
parfaitement, pendant plusieurs années, sans altération, et
sans que leurs propriétés curatives soient diminuées.

D'après ces résultats favorables, la commission des Remèdes secrets a voté au Dr Ollivier 24 **MILLE FRANCS DE RÉ-
COMPENSE**, et l'Académie royale de Médecine **SIX MILLE**.
Par arrêté du 2 novembre 1832, et en vertu du décret du
25 prairial an 13, le gouvernement, au lieu d'indemnité, a
accordé à ce médecin une *autorisation spéciale pour préparer,
vendre ou faire vendre ces médicamens.*

Cette approbation officielle, et l'autorisation du gouvernement français, distinguent ce remède de tous les autres, et
le recommandent à la confiance publique.

Cet ouvrage se trouve à Paris, chez l'Auteur-Médecin, *rue
des Prouvaires*, N° 10, et chez M. Briant, pharmacien, *rue
Saint-Denis*, N° 154, dans les chefs-lieux de départemens
et autres villes populeuses de France, chez un des principaux
pharmaciens ; le prospectus s'y délivre gratuitement.

Les Lettres non affranchies sont refusées.

2°. Traité expérimental du typhus traumatique , gangrène
ou pourriture des hôpitaux, *contenant des observations nouvelles
sur diverses gangrènes, épidémies, contagions, sur les anti-septiques,
les désinfectans, et sur de nouveaux moyens hygiéniques applicables
aux hôpitaux.* Paris, 1822. Un vol. in-8°. de plus de 500 pages.
Prix : 7 fr., et 9 fr. par la poste.

En se faisant inoculer cette gangrène, et la contractant à
la suite de cette inoculation, le docteur Ollivier a le premier
prouvé, d'une manière indubitable, qu'elle est contagieuse ;
ce qui lui a permis de préciser l'emploi des précautions les plus
propres à prévenir sa propagation. Cet ouvrage a obtenu
l'approbation du conseil de santé des armées et le suffrage du
gouvernement qui, en l'adoptant pour les hôpitaux militaires d'instruction, l'a honoré de sa souscription. Il a valu
à l'auteur les remercîmens du ministre de la guerre, pour le
désintéressement avec lequel, renonçant aux avantages de la
souscription, il a fourni gratuitement les exemplaires à l'État.

3°. Mémoire sur une nouvelle méthode opératoire contre
l'étranglement des hernies. Paris, 1809.

4°. Dissertation et observation sur les heureux effets de
l'emploi d'un nouveau tourniquet pour comprimer l'artère
axillaire. Paris, 1817.